打造你的焦慮急救箱

愛麗森・賽波娜拉
ALISON SEPONARA

THE
ANXIETY HEALER'S
GUIDE

COPING STRATEGIES AND
MINDFULNESS TECHNIQUES TO
CALM THE MIND AND BODY

林師祺——譯

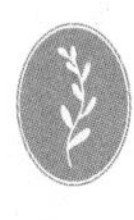

獻給蜜拉和帕歐羅

他們時時刻刻提醒我，大笑是最好的良藥，
也是我康復的原因。

給媽媽、爸爸、艾美和強尼

謝謝你們總是接受我、愛我、相信我，
並接納我的焦慮及一切。

目錄

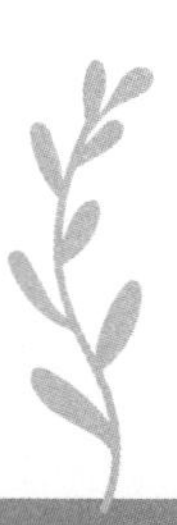

Part II：緩解焦慮的心理技巧

Part III：打造你的焦慮急救箱

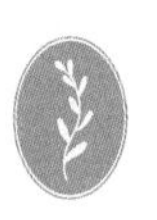

前言

歡迎閱讀《打造你的焦慮急救箱》！我很感激能與你共同踏上這段旅程，我的角色不僅是諮商心理師，也是和你一起走出焦慮的同伴。我一直深受焦慮問題所苦（還以「學習如何緩解焦慮」為職業），因此我不斷找方法，幫助自己在逆境下安撫過度活躍的身心。我小時候有胃痛的問題，因此抵死不肯在朋友家過夜。青春期時總認為自己不夠好。進入大學之後，更常覺得自己好像「快死了」，幾乎每天都像住在診所。成年之後，我總背負著炒熱派對氣氛的重擔，但其實我有嚴重的社交焦慮。我開始按照別人的期望做出選擇，覺得有必要成為一個與我的本性相悖的人。我始終覺得自己必須保持完美，不要談論內心感受，不要「破壞氣氛」。每當我公開表達悲傷、擔憂或憤怒的情緒時，人們總是用一句「噢，妳不會有事啦」就打發我。我向來是個傾聽者，從來不吐露真實的心聲。而且，我始終難以信任自己。

我隱藏情緒，於是焦慮開始以更具體的形式出現，也就是嚴重的消化問題。我找遍腸胃科醫生，也做了各式各樣的檢查。你猜診斷結果是什麼？腸躁症（Irritable Bowel Syndrome，IBS）。我發現，IBS其實是酷炫的術語，意思就是「妳的肚子沒有嚴重問題〔謝天謝地〕，但我們也無能為力。」我感到非常孤獨、絕望和厭煩。因為除了網路，我沒有其他人可以求助。於是，我開始多方研究全人治療（Holistic Healing）和東方醫學，並學到身心靈都是互相牽制的概念，而我也從中找到了希望。

之後，我每週都上瑜伽課，在課堂中有了歸屬感。在專人指導的冥想、呼吸法和自我紓緩的練習中，我也找到慰藉。此外，我練習設下和他人之間的界線，並在有安全感的前提下，讓自己試著挑戰公開談論內心感受。治療焦慮期間，我找到和我一樣相信整體心理學的諮商師，我也十分信任對方。當時，我不知道我正在建立自己的焦慮治療工具箱。現在，當焦慮現身、感覺情緒面臨失控邊緣時，我比以前更清楚自己需要哪些工具。這本書中的工具和方法都曾經幫助我好轉，因此，我之所以撰寫這本書，是希望為你找到適合的工具，帶你走上屬於你的康復之路。

焦慮治療師

是，我是專精焦慮症的合格諮商心理師。其實我8年級時就被選為「最有可能成為諮商師」的人。對，你沒看錯。從中學開始，我就常在不知不覺中幫助人們康復好轉。當時這個稱號沒什麼意義，如今，卻是我生命中頗具分量的往事。我向來樂於助人，也一直知道自己想成為諮商師，只是不確定能不能做到。我總是懷疑自己，覺得自己說的話沒什麼影響力。直到2018年初，「焦慮治療師」（@theanxietyhealer）的社群媒體帳號問世。當我開始在Instagram上分享更多關於自己的焦慮治療過程，各國的人開始關注我的康復之旅，以及我身為諮商師的專業知識。我發布貼文，呼籲人們認識焦慮症，介紹全人療法、認知行為療法（Cognitive Behavioral Techniques）、促進腸道健康的方法。最重要的是，我還舉出許多具有教育意義的自救案例。

我希望建立互助團體，幫助其他人得到力量，那是我焦慮的童年、青春期、大學時代和成年時期渴求卻不可得的支持。起初，我的帳號只是小小的個人網頁，偶爾寫些勵志諺語或加油打氣的名言，後來竟串聯起世界各地的焦慮患者，讓他們在努力恢復心理健康之際，不再感到孤單。短短3年內，我的帳號成為教育、社群以及倡議的園地，各國網友也在這裡尋求心理健康資源。

我全心投入每一則貼文、故事和短片，也以同樣認真的態度撰寫這本治療手冊。我除了是專業的諮商師，更重要的是，我是個漸漸康復的人。專業證書不會讓我因此成為「優越的存在」。我先是一個人，然後才是諮商師。

我知道你感到失落，也知道你很害怕；我能感受到你的痛苦，也能看到你的奮力掙扎。我以愛和同理心為出發點，完成這本書。我自己是個高度敏感的人，對於他人的心情很能感同身受，也知道這段復原的旅程有多麼艱難。走在治療焦慮的路上，你的狀況將會時好時壞，有時你會想乾脆放棄。如果前幾次練習沒奏效，你也可能感到心灰意冷。但請記住，復元不是一個線性過程，一切都是康復之旅的一部分。我對你有信心。這只是第一步，你並不孤單，而且絕對辦得到！

這本書寫給誰？

這本書，寫給同樣在焦慮中苦苦掙扎的人，他們每天都勇敢面對恐懼。寫給持續追求心靈平靜的康復者。也寫給前焦慮患者，他們明白治癒焦慮症沒有特效藥，需要我們全心投入，才能每天挺身迎接挑戰。更寫給康復的人們，他們已經準備好拿回人生的主控權，直視焦慮並大聲地說：「我今天不會讓你得逞！」哪怕遇到挫折、有人潑冷水，這本書都寫給每一個相信康復不是天方夜譚的人。

我經營的焦慮治療Instagram社群，在我撰寫本書時發揮不可或缺的作用，就是它激勵了我寫下這本書。書裡充滿我親身實踐過、實用又隨手可得的工具，能夠為你減輕日常生活的焦慮。20多年來，我確實利用這些工具幫助自己或個案克服了焦慮。我寫下這本治療手冊的目的，就是在你感到極度焦慮之際，提供最有效的應對方法、策略和技巧，並帶你打造自己的治癒工具箱，最後提倡必要時請尋求專業支援。

如何使用這本書

這本書採循序漸進的方式，幫助你隨時隨地克服焦慮。因為考量到完整性以及使用的簡易程度，本書分成3大篇，包括身體的突破、緩解焦慮的心理技巧，以及打造你自己的治癒工具箱。當你練習書中介紹的方法時，就會更瞭解哪些策略對你最有效，以及如何根據自身需求搭配出最好的治癒工具箱。這些工具要天天使用，當成日常保健。切記，光是規律練習單一種方法，並不表示你的焦慮就已經痊癒。沒有一種策略可以神奇地消除所有焦慮，如果你用的第一種工具似乎沒有助益，或需要「升級」，請再輪番練習另外的技巧。

我在每一章都會提供「隨時可用的練習」和「額外活動」，有助於讓你對自己的康復過程感到更能掌握，以及將新方法融入日常生活中。如果你決心要減少焦慮感，請每天練習這些技巧，即便你覺得自己還應付得來。我向你保證，當你越熟習這些技巧，越會注意到心情的改善。

記住，如果你覺得某位諮商師最能支持你、給你最多安全感、最投緣，那麼在對方的幫助下，你最能恢復心理健康。如果到了每天完成日常工作都覺得很困難的程度，請務必尋求專業人士的協助。

STEP 1：教育自己

什麼是焦慮？

焦慮是正常的情緒，特徵是感到恐懼、擔憂或不確定。多數人時常為了財務、工作、學校、友情和家庭等相關的事情感到緊張，但我們焦慮過後通常會冷靜下來，並感覺比較舒坦一些。然而，如果你患有廣泛性焦慮症（Generalized Anxiety Disorder）[1]，恐懼和擔憂的情緒似乎永遠不會消褪。你持續保持焦慮的思維模式，時時覺得坐立難安。

我們在面臨緊張的情況時，大腦會超速運轉，讓我們感覺彷彿有什麼不對勁。那些突如其來的焦慮情緒，通常是因為我們聯想到了

1　廣泛性焦慮症患者容易產生過度擔憂的情緒，經常處在高度焦慮之中難以放鬆，也經常發生自律神經失調的狀況，如呼吸急促、心悸、肌肉緊繃等。

某個潛在的危險情況，於是大腦就自動產生面對災難的反應。這些想法多半不切實際，因為我們無法預測未來，但大腦哄騙我們，讓我們自以為可以。於是，大腦接著就設想最壞的狀況。

當你身處焦慮時，相較於理性思維模式，大腦信號會比較容易製造恐懼。儘管大腦希望那些難以應付的想法和情緒消失，我們才能更警醒，但這時你幾乎無法思考其他事情。而身體的反應就是心跳加快、胃痛、頭痛、肌肉緊繃、呼吸急促，或一些當下令人覺得耗弱的症狀。

為了創造平靜和安寧的情緒，你必須更專注於當下，鍛鍊身、心更接近正念（mindful）。這本書將教給你需要的所有工具、技術和策略，創造較不容易焦慮的心態，以及更為平衡的生活方式。

身、心連結

恐慌症發作 vs. 焦慮症發作

你可能聽過「恐慌症發作」（panic attack）和「焦慮症發作」（anxiety attack）兩個說法交互使用。焦慮症和恐慌症都有類似症狀、原因和風險。那麼，恐慌症發作和焦慮症發作，究竟有什麼區別呢？最重要的就是兩者的症狀本質相似，但恐慌症發作往往更強烈，有更嚴重的身體症狀。恐慌症發作可能來得很快，毫無來由，並在10分鐘左右達到高峰[2]。發作的感覺強烈又恐怖，以致於有些人誤以為是致命的心臟病發。其實，你並不會因恐慌症發作喪命！無論是恐慌症或焦慮症發作，這本治療手冊都會提供你所需要的工具，讓你保持理智、平靜。

焦慮的身體症狀

以下情況聽起來是否很耳熟？你常感到頭暈目眩，頭重腳輕。你很難吃完一整頓飯，不是因為你覺得飽，而是你覺得胃已經很撐，一口都吃不下了。你彷彿飄在身體之上，周遭的事物彷彿感覺不再真實。你的心跳加快，肌肉緊繃，你感到頭暈目眩，背部汗水涔涔。你開始發抖，想試著深呼吸。漸漸放鬆身體每塊肌肉之餘，也環顧四周，但你仍然抖個不停。你感覺自己像吞了一塊磚頭，只能小口小口喝水，免得自己吐出來，卻還是很難吞嚥。你心想，我快死了嗎？我怎麼了？

儘管這些身體症狀非常真實，但如果我說，你可能很健康，什麼事都沒有，你會相信我嗎？可能不會，因為你心裡有個聲音告訴你，你並不健康……而這個「聲音」，就是焦慮！

2　賓州大學於2020年12月11日發表的〈恐慌症發作〉（Panic Attacks），https://www.med.upenn.edu/ctsa/panic_symptoms.html。

大部分的人都聽過焦慮是「心理」問題，認為它只是內心深處令人疲憊的恐懼、擔憂和掛念。這個想法雖然有幾分真實性，但焦慮其實也有許多身體症狀。有一些症狀，甚至在你沒有恐懼或擔憂想法的時候，仍然可以察覺得到。

對某些人而言，有些焦慮的典型症狀很容易被辨識，例如呼吸急促、心跳加速和不停想太多。而很重要的一點是，我們也應該知道焦慮對生理有不良影響。

與焦慮有關的身體症狀包括（但不僅限於此）：

- 心跳加快
- 呼吸急促
- 出汗
- 發抖
- 噁心
- 過度換氣
- 胸痛
- 頭昏眼花
- 昏厥
- 肌肉無力
- 感到窒息或喉嚨發緊
- 肌肉緊繃，例如咬緊下巴
- 覺得虛弱或疲倦
- 潮熱
- 寒顫
- 口乾
- 頭痛
- 腸胃症狀如噁心、痙攣或腹瀉
- 尿意頻率增加

為什麼大腦會導致身體疼痛

準備好上生物課了嗎？開玩笑的啦，但重點是你要知道，為何身體在焦慮時會有這些反應。當我們處於危險之中，眼睛或耳朵（或兩者）會將資訊發送到大腦中一個有助於處理情緒的區域，稱為杏仁核（Amygdala）。杏仁核會解釋圖像和聲音，當它察覺到危險時，會立即向下丘腦（Hypothalamus）發送求救信號。下丘腦是大腦中透過自律神經系統（Autonomic Nervous System，ANS）——基本上負責調節身體對焦慮反應的系統——與身體其他部分溝通的區域。而自律神經系統控制了不自主的身體功能，如呼吸、血壓和心跳。該系統分成兩個部分，即為交感神經系統和副交感神經系統[3]。

交感神經系統（戰鬥或逃跑）

交感神經系統的功能就像汽車的油門踏板，會觸發戰鬥或逃跑反應（Fight or Flight）。在交感神經反應下，身體會加速，然後繃緊，變得更加警覺，以便對感知到的危險做出反應。問題是，即使

3 哈佛大學醫學院於2020年7月6日發表的〈瞭解壓力反應〉（Understanding the Stress Response），https://www.health.harvard.edu/staying-healthy/understanding-the-stress-response。

在沒有危險的情況下，患有焦慮症的人仍有同樣的反應。這是因為當你感到焦慮時，大腦會讓腎上腺素和皮質醇充斥神經系統，這兩種化學物質能幫助你對威脅做出反應。就短期而言，脈搏和呼吸都會加快，大腦才能得到更多氧氣。焦慮症會讓人對現實有錯誤的感知，大腦很可能將某些沒有威脅性的情況視為危險，進而啟動交感神經系統。

副交感神經系統（休息和消化）

至於副交感神經系統的功能則類似剎車，它主掌「休息和消化」，讓身體在危險狀況過去之後平靜下來。我們必須多加練習，才能活絡副交感神經系統。

啟動副交感神經系統的最佳方法，是執行活化迷走神經（Vagus Nerve）的策略。迷走神經就是大腦和身體之間的「溝通高速公路」，是副交感神經系統的主要結構。迷走神經負責監督人體的關鍵功能，包括消化、心率、呼吸、控制情緒和免疫反應[4]。迷走神經的主要功能，是告訴身體何時該放鬆、減壓，但有時需要得到激發，才能看到情緒、身體舒適感和復原力（Resilience）的長期改善。增加「迷走神經張力」（Vagal Tone），也就是迷走神經的活性，有助於減少發炎症狀，更能妥善調節壓力反應。這本書也提供許多證實能夠提高迷走神經張力的不同方法。

雖然每個人對焦慮有不同感受，但許多人經常感到失控，以致於無法停止顫抖、肌肉疼痛，或出現潮熱、發冷、手腳刺痛、疲勞、消化不良或頭痛。這些身體反應出現時可能令人覺得恐怖，但我保證不危險（假設你已經諮詢過醫生，排除其他病況了）。其實當我們焦慮時，這些身體狀況都很真實，但症狀背後的想法則可能不是。接下來，我將幫助你對自己的焦慮模式更有意識。學習如何每天評估焦慮感，是治癒的必要步驟。

STEP 2：評估你的焦慮程度

為了更熟悉引發你焦慮的原因和焦慮模式，你必須每天評估自己的焦慮程度，才能更瞭解造成焦慮的事件或情況。有了參考依據，你才知道開始使用治癒技能的確切時間點。多瞭解每天的焦慮程度，以及辨識何時最適合使用書中的工具，都有助於你調節焦慮的身心。

這些都是自我覺察的一部分。自我覺察，或稱為「意識知覺」（Conscious Awareness），對治癒心理健康極為重要，能讓我們清楚看到埋藏至深、置之不理或從未注意到的內心世界（想法、感

4　〈在精神病和炎症性疾病中，迷走神經作為腦—腸軸調節器〉（Vagus Nerve as Modulator of the Brain-Gut Axis in Psychiatric and Inflammatory Disorders），Sigrid Breit等人發表於《精神醫學前線》（*Frontiers in Psychiatry*）第9期（2018年3月）第44頁。

覺、身體感覺）。自我覺察是退一步觀察自己當下的想法和感受，也是邁向改變和成長的第一步。當你越能意識到哪些情況或環境會觸發焦慮，就越能控制焦慮持續的時間。

使用焦慮評量表

請每天對照第19頁的評量表，並在日記中寫下焦慮程度從2分進展到3、4、5分時，身體有何變化。同時，請試圖找出可能影響這種恐懼或擔憂的思維模式。例如：

> 莎拉淩晨3點半醒來就無法再入睡。她必須在早上7點起床上班。莎拉知道睡不好就會感到煩躁和焦慮，而且那天上班還有重要的報告。莎拉早上6點半下床，立刻給自己的焦慮程度打了4分。她知道，一旦準備開車去上班，焦慮很快就會變成5分或6分。她決定看看治癒工具箱，執行2種策略。莎拉選擇專為緩解工作壓力的10分鐘引導冥想，也提醒自己練習矩形呼吸法。莎拉的焦慮程度降到3分，她覺得自己已經準備好迎接上班日了。莎拉也繼續練習深呼吸，趁多次休息時間去外頭透透氣。上臺報告之前，她練習積極的自我對話，在洗手間對著鏡子裡的自己說：「妳沒問題。如果犯錯也別擔心，我依然愛妳，妳超棒。」這一天，莎拉的焦慮沒再超過4分。

焦慮評量表

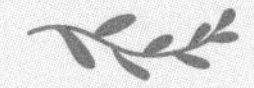

從1到10分評估你的焦慮程度

輕微

1. 一切都很好!:你從未覺得如此平靜,你可能掛著微笑,感覺開心愉快。
2. 有點擔心或害怕:你很容易就分心,但要振作起來也不是太難。
3. 略感憂心:你有心事,但還應付得來。你可能很疲累,或覺得頭痛。
4. 心情不佳,但你仍然有能力度過這一天:你可能需要額外的自我照護策略。
5. 你頗為擔心,開始感到更多身體疼痛:輕鬆的事情變得棘手,使用治癒工具可能也變得困難。
6. 擔憂的心情揮之不去:身體有些症狀,但還算可以控制。你無法按照平時的方式做事,可能想向外尋求協助。
7. 越來越覺得無法控制:可能出現更強烈的身體症狀,包括心跳加速、呼吸急促和胃部不適。情況較為嚴重。
8. 無法控制自己:你開始相信自己撐不過去。身體的症狀惡化。
9. 陷入混亂,急需幫助:你需要支援系統。身體可能不斷發抖,感覺與現實脫節。
10. 恐慌症發作,最後被送進急診室:你再也無法照顧自己,事情不可能更糟了。

嚴重

焦慮評量表治療建議

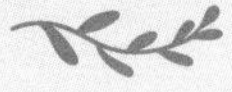

輕微

1. 一切都很好！：請選擇任何 1 種治癒工具進行練習。

2. 有點擔心或害怕：請至少使用 1 種治癒工具。

3. 略感憂心：請練習 1 至 2 種工具。

4. 心情不佳，但你仍然有能力度過這一天：請練習 2 至 3 種工具。

5. 你頗為擔心，開始感到更多身體疼痛：請練習 2 至 3 種工具，一天 2 次。

6. 擔憂的心情揮之不去：請至少練習 3 種工具，一天 2 次。

7. 越來越覺得無法控制：請打電話求助。

8. 無法控制自己：請打電話尋求支援。

9. 陷入混亂，急需幫助：請尋求專業協助。

10. 恐慌症發作，最後被送進急診室：請尋求專業協助，轉診找精神科醫師。

嚴重

STEP 3：情緒覺察

如果夠幸運，我們隨著年紀漸長，會更加瞭解自己的感受，以及這些感受為何以某種方式影響我們。這就是所謂的「情緒覺察」（Emotional Awareness）或「情緒商數」（Emotional Intelligence）。覺察自己的情緒，有助於我們與他人相處，並調節我們對逆境的反應，進而做出健全的選擇。即使是可能被當成「負面」的情緒（如恐懼、憤怒或悲傷），也能讓我們深入瞭解自己和他人。有些人比較容易覺察情緒，有些人則否，原因眾多，包括（但不限於）創傷史、父母或照顧者的情緒不成熟，或缺乏管理情緒的教育。好消息是人人都能學會、練習這種技能。

以下幾種方法，可以讓你練習更瞭解自己內心的情緒：

- 點出你的情緒：請從留意你感受到了什麼情緒開始，然後為這種情緒命名。試著用「我」陳述，例如「我感到〔情緒詞彙〕。」舉例說明，「我感到悲傷」、「我感到失望」、「我感到擔心」等等。

- 瞭解你的情緒：查閱第236頁提供的「感覺」形容詞列表，練習建立你的情緒詞庫。

- 寫情緒日記：每天花幾分鐘的時間，寫下你的心情和產生情緒的原因。記錄你的經歷和感受，可以幫助你建立情緒覺察的能力。

・注意你對某種特定情緒的感受有多頻繁：當特定的情緒出現，試著注意（或寫在情緒日記裡）並且評估這種情緒的強度。例如，從1（幾乎不生氣）到10（有史以來最憤怒的一次），你的憤怒程度有多強？注意這種情緒浮現時，你人在哪裡，身邊有誰，以及你正在做什麼事情。這也有助於建立情緒覺察。

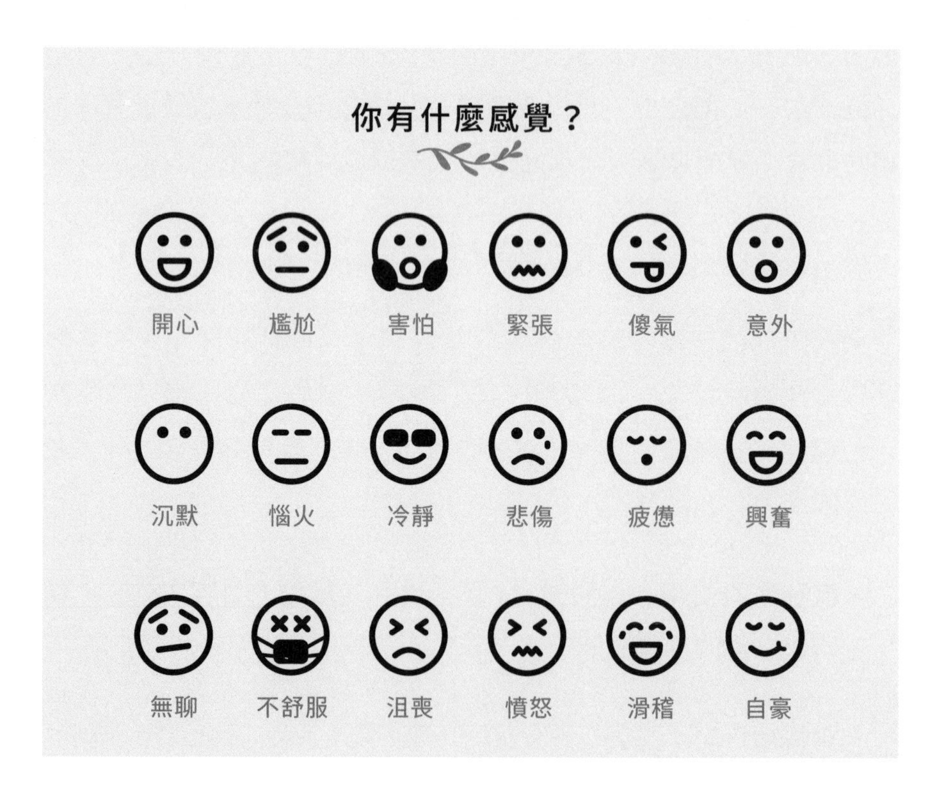

STEP 4：辨識你的思維模式

要重整焦慮的大腦時，這是很重要的步驟。你會學到各種不理性的思維模式，深入瞭解如何辨識「恐懼型大腦」。「恐懼型大腦」會透過歪曲現實、堅持非理性恐懼，繼而製造焦慮。

什麼是認知行為療法（CBT）？

認知行為心理學家亞倫·貝克博士（Dr. Aaron Beck）提出的理論主張我們的情緒來自思考模式。認知行為療法（Cognitive Behavioral Therapy，CBT）是以行動為導向的結構性心理治療，能幫助焦慮症患者識別他們的核心信念，以及這些信念如何導致非理性的思維模式[5]。根據心理學領域多方資料得知，認知行為療法採取更積極的方法，去實際改變我們紊亂的思維方式，並挑戰有限的核心信念[6]。治療方法包括改變這些想法在感知恐懼的情況下，所產生的自動反應方式，從而改變情緒反應和行為。將正念策略納入這

5 〈認知模型〉（Cognitive Model），2020年11月21日於貝克認知行為療法研究所網站（Beck Institute: Cognitive Behavioral Therapy）查閱，https://beckinstitute.org/cognitive-model/。

6 〈諮商師的簡要認知行為療法手冊〉（A Therapist's Guide to Brief Cognitive Behavioral Therapy），J. A. Cully與A. L. Teten著，2008年由休士頓的美國退伍軍人事務部中南部精神疾病研究教育和臨床中心（South Central MIRECC）發行。

種療法，有助於啟動副交感神經系統，並活化迷走神經，進而讓身心放鬆。許多有心理健康疾病的人發現，使用CBT能幫助他們管理不合理的恐懼，緩解慢性焦慮，並改善生活品質。

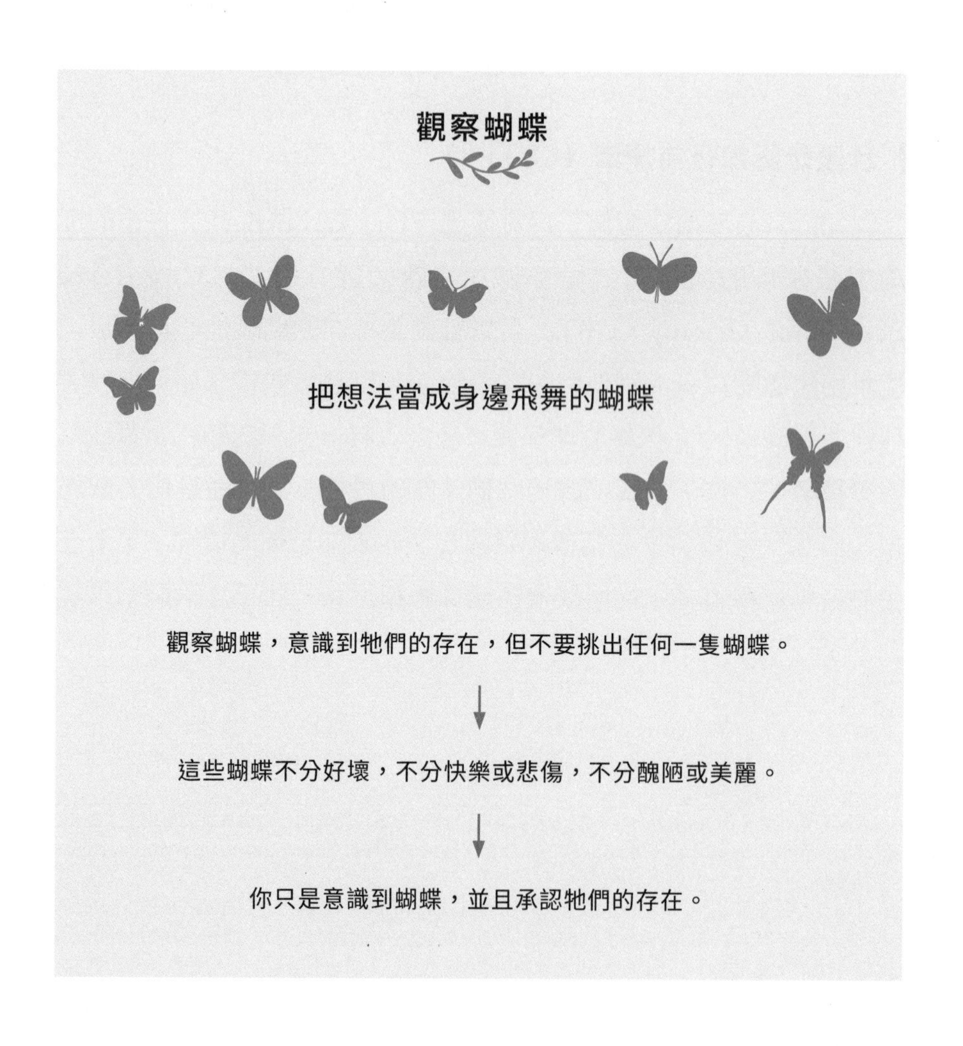

認知扭曲

有些不理性的思維模式，被稱為「認知扭曲」（Cognitive Distortions），這些思考模式在任何引起焦慮的情況下都會出現[7]。查看底下的清單，看看你最熟悉哪些認知扭曲。可能是一個，或好幾個，甚至每一個。在解釋每種認知扭曲之後，我也提供了一些句子範例，讓你可以看到認知扭曲期間，人們是怎麼思考的。

- 災難化（Catastrophizing）：想像並相信會發生最糟糕的結果。例：「我永遠捱不過這關。」「我在那場面試中表現得糟糕透頂，這輩子都不可能找到工作了。」

- 以偏概全（Overgeneralizing）：根據單一事件或某幾段經歷就妄下結論。例：「我這次面試失敗了，因此以後也都不會成功。」「沒有人邀我跳舞，所以往後也不可能會有。」

7 《每個人都想學的焦慮課》，大衛．克拉克（David A. Clark）與亞倫．貝克（Aaron T. Beck）著，高寶。

・個人化（Personalization）：你把造成負面情緒事件的責任，不成比例地歸咎於自己，而看不出某些事件其實也由他人所導致。例：「我媽媽總是不高興。如果我多幫她一點忙，她就會比較好。」

・妄下結論（Jumping to Conclusions）：在缺乏或沒有證據的情況下，主觀地解釋某個狀況的含義。

◆**讀心術（Mind Reading）**：在沒有充分證據的情況下，相信自己知道別人在想什麼。例：「她不願意和我約會，可能是認為我長得很醜。」

◆**算命式推論（Fortune-telling）**：在證據不充分的情況下，預設情況會變得很糟糕。例：「我即將搭乘的飛機一定會墜毀。」「我的面試肯定會失敗。」「我去這個派對會覺得很不舒服。」

・情緒推理（Emotional Reasoning）：認定情緒正反映了事情真相，並任憑情緒引導你解讀現實。例：「我感到內疚，所以我一定做了壞事。」「我覺得很害怕，所以這一定很危險。」

・忽略正面反饋（Disqualifying the Positive）：只看到某個狀況的負面資訊，而忽略正面的部分。你可能在評量中收到許多讚美，卻只關注少數的負面回饋。例：「很多人喜歡我的報告，但我的簡介做得不好，所以整體而言很差勁。」

- 「應該」的陳述（**“Should” Statements**）：認定事情應該以某種方式進行。你專注於事情「應該」如何發展，而不是事情的現況。例：「我應該要做得好，否則我就是一個失敗的人。」「我應該去參加聚會，否則朋友會生我的氣。」

- 全有或全無的思維（**All-or-nothing Thinking**）：以非黑即白的方式思考，很常用「總是」、「從不」或「每次」這幾個詞。例：「我所有事情都做得不夠好。」「我總是毀掉一切。」

- 如果（**What If**）：你不斷問一連串的「如果」問句，但對任何答案都不滿意。例：「如果我焦慮怎麼辦？」「如果我喘不過氣怎麼辦？」

找出你最糾結於哪種認知扭曲之後，請寫下自己符合敘述的想法。

- 災難化：
- 以偏概全：
- 個人化：
- 妄下結論：
  - **讀心術：**
  - **算命式推論：**

- 情緒推理：

- 忽略正面反饋：

- 「應該」的陳述：

- 全有或全無的思維：

- 如果：

連結情感與思想

請完成以下陳述：

我覺得 ______________________________ [情緒詞]，

因為我認為 ____________________________________。

認知重建

CBT想法日誌練習

請每天寫第33頁的想法日誌，你將越來越能和扭曲的思考模式自在相處。

什麼是認知行為療法？

認知行為療法（Cognitive Behavioral Therapy，CBT）的關鍵概念是：

CBT著重於「當下」。因此，這種療法是針對此時此地的想法和心情。認知行為諮商師會透過觀察不同的環節，理解個案的狀況：

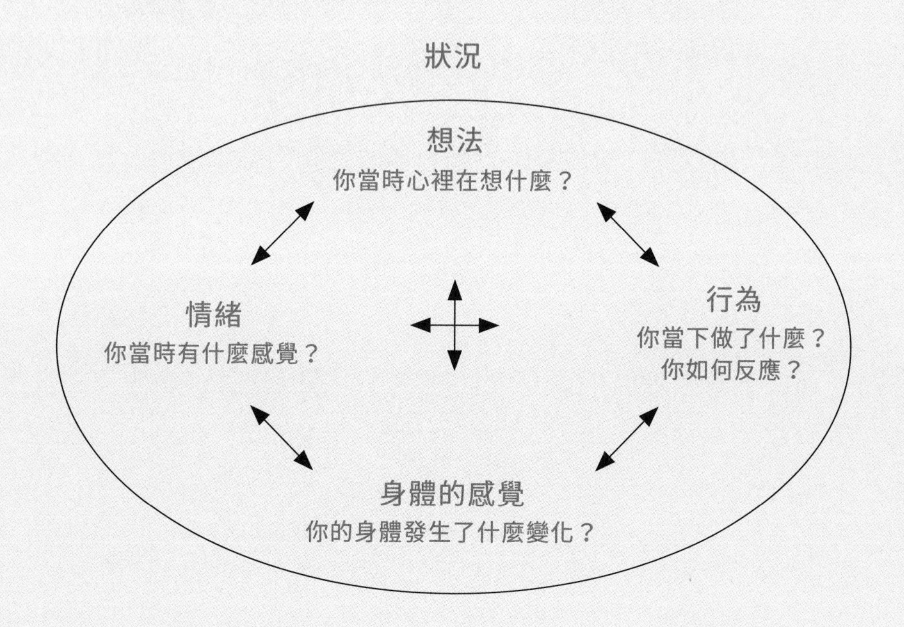

CBT 的作用

有時，人們為了解決問題所做的事情，會無意間導致問題繼續存在。因此，卡在惡性循環中並不是他們的錯。

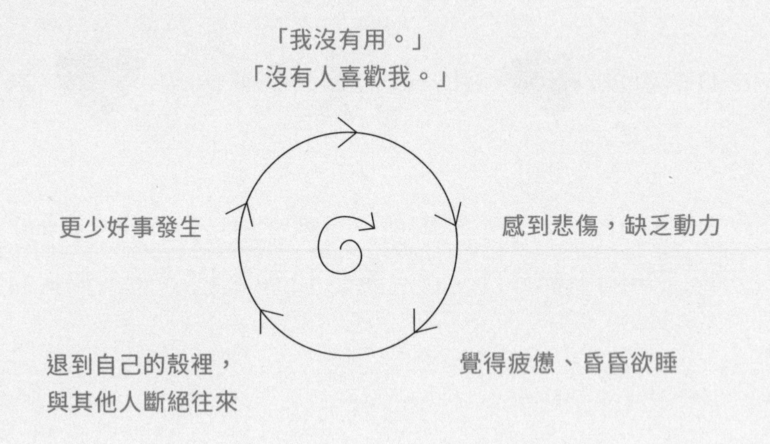

CBT是找出我們「卡住」的原因，並改變我們的思維和行為，以改善我們的情緒。這是一種合作取向的治療，需要你的積極參與才有幫助。大量證據指出，這是有效的治療方法。

CBT 想法日誌

日期和時間	焦慮程度（1至10分）

狀況：誰？什麼事情？何時？在哪裡？

情緒：你有什麼感覺？

自動化思考：在你開始感到焦慮之前，腦中在想些什麼？（寫下最擾人的想法）

認知扭曲：哪種認知扭曲，最支持你的不理性思維？

推翻想法的證據：那些不支持自動化思考的證據。

替代想法：寫出另一個或較為平衡的想法。

新的焦慮程度（1至10分）

STEP 5：辨識誘發因素

造成焦慮的誘因有哪些？

辨識造成焦慮的誘因，對治癒焦慮有著重大影響。一旦我們能夠確定哪些人、事或狀況會在我們的腦中引發強烈恐懼，就能確定焦慮的來源。可能引發焦慮的原因包括：

- 人潮
- 遭到虐待
- 工作
- 對失敗的恐懼
- 表現不佳
- 犯錯
- 家庭生活
- 想到未來
- 狹小的空間
- 對死亡的恐懼
- 動物
- 意外事故
- 創傷
- 睡眠
- 嘗試新事物
- 認識新朋友
- 衝突
- 財務問題
- 家庭問題
- 健忘
- 害怕落單
- 害怕不被接納
- 雲霄飛車
- 高處
- 與人保持談話
- 疾病

雖然可以用這份清單開始檢視，但還是要靠你自己深入瞭解與上述這些恐懼相關的想法。你會更熟悉誘發原因，以及哪些類型的擾人想法可能與之相關。

STEP 6：建立你的治癒工具箱

你已經更瞭解自己的思維模式、誘發因素和情緒了，現在就來探索哪些工具對你最有效吧。該建立你自己的焦慮治癒工具箱了！本書第9章專門說明這個循序漸進的過程，並提供詳細的指示，協助你為自己的復原之旅擬定計畫。我甚至分享了自己的焦慮治癒工具箱，並舉例說明如何分類各種治療方法。我說自己試過書中每種治療工具，可一點也沒說謊。你的治癒工具箱應該結合各種方法，幫助你放鬆、活化行為技巧，以及建立支援系統。這些方法包括腹式呼吸、務實的策略、想像技巧、自我安撫物品、書籍、應用程式、分散注意力的想法、運動練習、醫療支援等等。

STEP 7：焦慮治癒計畫

- 自我檢核：練習前後一定要評估自己，請在1（非常平靜的狀態）到10（有史以來最嚴重的恐慌發作）之間評估焦慮程度。剛開始時，你有多苦惱？練習後，焦慮減輕多少？這個過程可以幫助你更瞭解哪種方法對你最有效。

- 只要有焦慮跡象，就開始練習：不要等到焦慮程度達到6、7或8分時才開始練習，否則，擺脫焦慮會難上加難。記住，如果一個方法一開始不奏效，先多試幾次再採用另一種方法。

- **即使覺得平靜，也要使用這本書**：即使你不覺得心情低落，使用這本書也有幫助。如果事前先熟習焦慮療癒的技巧，當你有需要時，使用起來較不費力，也有助於你培養正念和放鬆的健康習慣。

- **結合這本書與諮商治療**：這本書不是用來根治焦慮或處理特定焦慮症，而是在你感到無能為力時，幫助你更妥善地控制自己的身心。為了獲得最大的治療效果，建議你使用本書之際，也尋求諮商心理師的專業協助。

- **與你的支援系統保持聯繫**：支援系統是治療過程不可或缺的一環。另外，學習如何與引發焦慮的人劃清界限可能很難，卻對治癒過程至關重要。請持續與你最信賴的人保持聯繫。隨著你在情緒上越來越穩定，接著就是練習公開、坦承地與這些人談論你的感受。

我試過許多次，才確定哪些工具對我最有效，而且我在生活中也仍不斷地學習。治療焦慮時，沒有「一體適用」的做法，最好是練習本書中的每種技巧，確定哪些最有效後，再漸漸縮小範圍！

除了在每次練習前後為焦慮程度打分，還要透過記錄哪些工具能持續降低焦慮程度，來評估每種工具。請記住，對你有效的工具，不見得對另一個焦慮者有用。請對自己有耐性，你願意踏上這段治癒旅程，就值得給自己一個擁抱。你絕對辦得到，而且我為你感到驕傲。祝療養愉快！

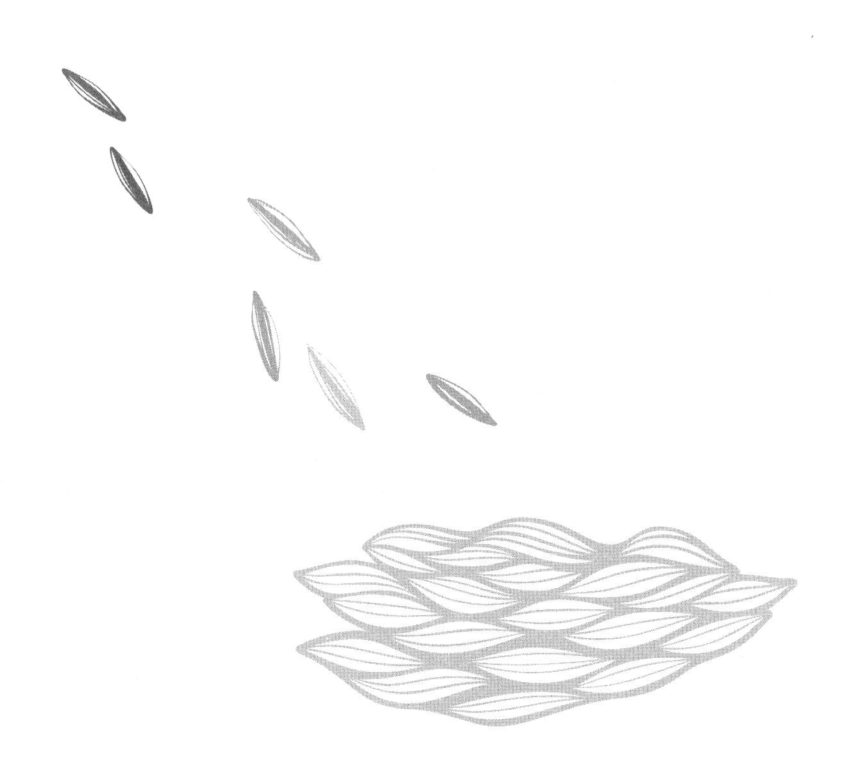

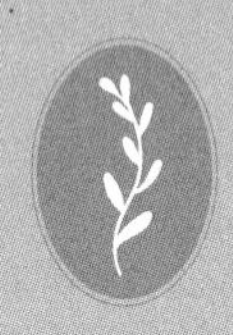

Part I
身體的突破

第1章
解決呼吸問題的方案

你之所以讀這本書，可能是因為親身經歷過恐慌症發作。就算沒有，也可能經歷過焦慮症發作。一般人不知道兩者的區別，但它們的確不一樣。恐慌症往往突如其來，而且涉及排山倒海而來的強烈恐懼；伴隨而來的身體症狀包括心跳加速、頭暈、呼吸困難和噁心。另一方面，焦慮症發作通常與令人感到壓力的狀況、經歷或事件有關，它強度較低，但是會逐漸加強。

焦慮症發作沒被列入《精神疾病診斷與統計手冊》第5版（DSM-5）（基本上，DSM是心理治療師診斷患者的重要手冊），每個經歷過焦慮症發作的人所產生的跡象和症狀，很可能大不相同。兩個可能都曾焦慮症發作的人，卻有完全不同的身體、行為或情緒症狀。但有一點無庸置疑：無論是恐慌症或焦慮症發作，身體一定有生理反應。其中一些症狀包括胃部不適、心跳加速、頭暈、心悸、肌肉緊繃、喉嚨發緊、頭重腳輕，還有我們最害怕的：呼吸急促！這些都是身體的症狀。這時請切記，想法和身體是相連的，這一點很重要。無論當時你覺得症狀多嚴重，我們在高度焦慮之下經歷的身體症狀，其實一點也不危險。恐慌症發作不會置你於死地的。

呼吸的科學

自律神經系統分為兩個部分：交感神經系統（戰鬥或逃跑）和副交感神經系統（休息和消化）。恐慌症或焦慮症發作，會導致交感神經系統亢奮，因而出現一連串的身體症狀，包括心跳加快、心悸和呼吸急促[1]。這種反應有時來得非常快，人們往往不會注意到！如同前言，激發迷走神經可以幫助啟動副交感神經系統。為了刺激迷走神經，練習拉長和加深呼吸模式很重要。因此，養成每天鍛鍊呼吸的習慣，對治療焦慮有關鍵作用。

面臨危險時，神經系統會充斥大腦釋放的腎上腺素和皮質醇等化學物質，這些物質能協助你應對威脅，這時，脈搏和呼吸頻率也都會加快。唯一的問題是，當你處於高度焦慮時，可能身邊並沒有任何威脅，但你認為有危險，因此產生強烈恐懼，啟動交感神經系統

1 〈自律神經系統的生理學〉（Physiology of the Autonomic Nervous System），Lurie Kelly McCorry發表於《美國醫藥教育期刊》（*American Journal of Pharmaceutical Education*）第71卷、第4期（2007年8月）第78頁，doi:10.5688/aj710478。

（戰鬥或逃跑）。為了恢復平靜和平衡，你需要練習啟動副交感神經系統（休息和消化）——尤其是緩慢的深呼吸。練習深呼吸時，吸入的氧氣會刺激身體的副交感神經系統。

如此一來，身心會產生舒緩的感覺，讓你轉移緊張、焦慮的想法，並鎮定腦中的思緒。副交感神經系統被啟動時，你的新陳代謝率會降低，心跳、呼吸變慢，肌肉放鬆，甚至連血壓也會下降。

學界已證明本章的呼吸技巧有助於鎮靜神經系統、對抗壓力、減少負面情緒[2]。專家建議每天至少練習1到2種呼吸技巧（即使你不覺得焦慮），進而習慣從橫膈膜更慢、更深的呼吸方式。

2 〈以自我調節呼吸作為治療焦慮症的主要方法〉（Self-Regulation of Breathing as a Primary Treatment for Anxiety），Ravinder Jerath 等人發表於《應用心理生理學和生物回饋》（*Applied Psychophysiology and Biofeedback*）第 40 卷、第 2 期（2015 年 6 月），doi: 10.1007/s10484-015-9279-8。

治療實戰

矩形呼吸法

如何練習矩形呼吸

建議做法：只要開始感到焦慮就練習。矩形呼吸用於幫助你減緩心跳。這種方法有助於轉移注意力，擺脫製造焦慮的不理性思考模式。雖然這不是治癒焦慮的長期解決方案，但這種技巧至少可以幫助你解決當下呼吸急促的問題。

1. 用鼻子吸氣，默數4秒。
2. 接著用嘴吐氣，默數6秒。
3. 再用鼻子吸氣，默數4秒。
4. 然後用嘴吐氣，默數6秒。

矩形呼吸

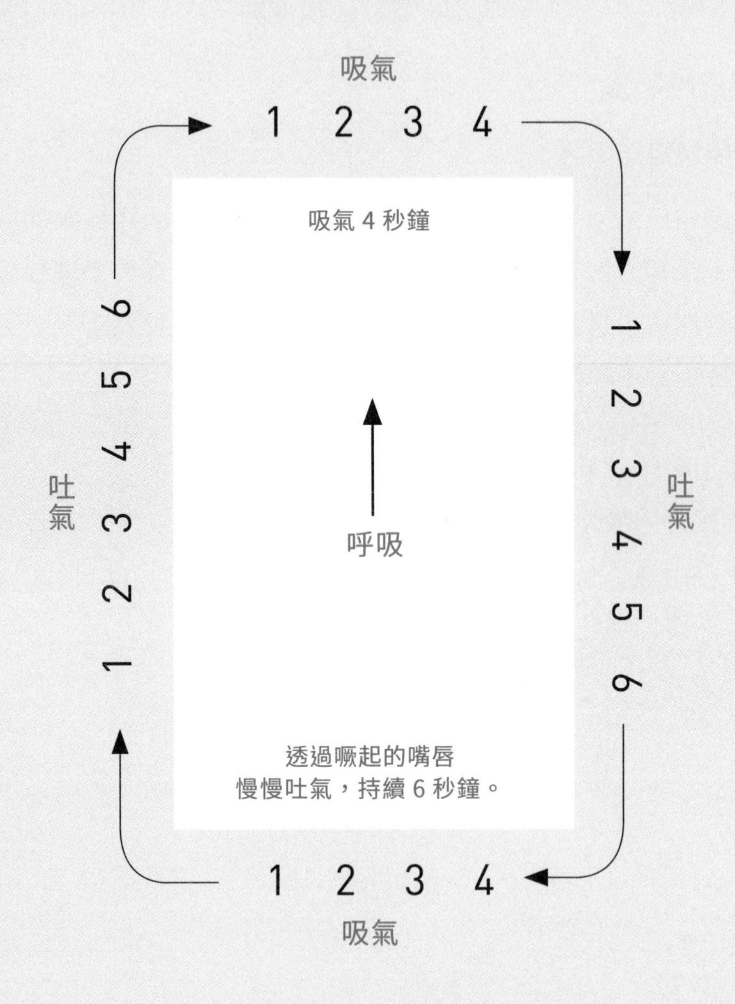
吸氣
1 2 3 4
吸氣 4 秒鐘
呼吸
吐氣
1 2 3 4 5 6
吐氣
1 2 3 4 5 6
透過噘起的嘴唇
慢慢吐氣，持續 6 秒鐘。
1 2 3 4
吸氣

獅式呼吸

如何練習獅式呼吸

建議做法：每天練習獅式呼吸2到3次，能幫助你緩解壓力、排除毒素、刺激喉嚨和上胸。獅式呼吸是透過嘴巴用力吐氣，就像學獅子咆哮。

1. 用舒服的姿勢坐好，雙手放在膝上，腳踝交叉。
2. 伸長雙臂，張開手指。
3. 用鼻子深吸一口氣。
4. 接著吐氣。吐氣時盡量張大嘴巴，伸出舌頭，舌尖盡量向下巴伸展，並發出「哈」的聲音。吐氣時，注意力請集中在前額中間或鼻尖。
5. 再次吸氣時，放鬆臉部。
6. 請重複練習6次，做到一半時，調換上下交叉的腳踝。

上網搜索的關鍵詞：治療焦慮症的獅式呼吸（lion's breath for anxiety）。

額外活動

每天至少練習3次獅式呼吸，並安排練習的具體時間，你可以在手機上設置鬧鐘提醒。

橫膈膜（腹式）呼吸

橫膈膜呼吸或腹式呼吸，是我愛用的呼吸練習。這種呼吸法有助我們啟動放鬆反應，使呼吸系統正常運作。焦慮出現時，我們的呼吸容易變淺、變得不規律。練習腹式呼吸可以讓身心放慢速度、舒緩放鬆。藉由腹部深呼吸，吸入的氧氣會刺激身體的副交感神經系統，啟動大腦掌管休息和消化的部位。身體和腦子就會產生平靜的感覺，注意力才不會只放在緊張和焦慮的想法上。美國壓力管理局（American Institute of Stress）也指出，每天練習橫膈膜呼吸20至30分鐘，可以幫助減少焦慮[3]。

如何練習橫膈膜（腹式）呼吸

建議做法：每天20到30分鐘。

以下是橫膈膜呼吸的基本程序：

1. 以舒適的姿勢坐著，或平躺在地上、床上，或其他舒適的平坦表面。
2. 一手放在胸部，另一手放在腹部，你就能在呼吸時感受到腹部的動作。也請放鬆肩膀。

---

3 〈深吸一口氣〉（Take a Deep Breath），Kellie Marksberry 2012年8月10日發表於美國壓力管理局（American Institute of Stress）網站，https://www.stress.org/take-a-deep-breath。

3. 用鼻子慢慢吸氣3秒，用肚子把手往外推（胸部上的手應盡可能保持不動）。
4. 你應該會感覺到空氣通過鼻孔向下深入腹部，使你的腹部擴張。練習這種呼吸方式時，要確保腹部往外鼓，胸部則相對靜止。
5. 微張開嘴，輕輕壓住腹部，再慢慢地吐氣，默數3秒。請至少完成3輪。

橫膈膜（腹式）呼吸的好處

- 降低壓力荷爾蒙——皮質醇對身體的有害影響，幫助你放鬆。
- 降低心跳速度和血壓。
- 幫助你應付焦慮的症狀。
- 提高核心肌肉穩定性。
- 增加身體對激烈運動的耐受力。
- 減少肌肉受傷或磨損的機會。
- 減緩呼吸速度，消耗更少體力。

隨時可用的練習

用手機設定鬧鐘提醒，每天至少要練習3到4次腹式呼吸。你可以逐漸增加練習時間，也許還可以把這本書放在你的腹部，提高練習成效。

禪語呼吸

這個練習可以識別淺層呼吸，並訓練身體用橫膈膜進行深呼吸。

如何練習禪語呼吸

建議做法：每天1到2次。做這個練習時，請先想一個能為你帶來寧靜和喜悅的詞（禪語）。一手放在腹部，另一手放在心臟上。用鼻子深吸一口氣，然後用嘴吐氣。

1. 專注於腹部起伏時的呼吸。
2. 再吸一口氣時，在心中重複你的禪語。
3. 吐氣時，在心中再次重複禪語。
4. 再吸一口氣時，在腦中慢慢寫出那個詞。
5. 接著吐氣，看著腹部變平，在腦中寫出那個詞。
6. 繼續吸氣和吐氣，一共重複 10 次。

額外活動

帶給我寧靜和喜悅的詞是 ____________________

星式呼吸

請用下方的星星圖表練習減緩呼吸。

星式呼吸

用手指描繪星星形狀，並緩緩遵循圖表的呼吸模式。

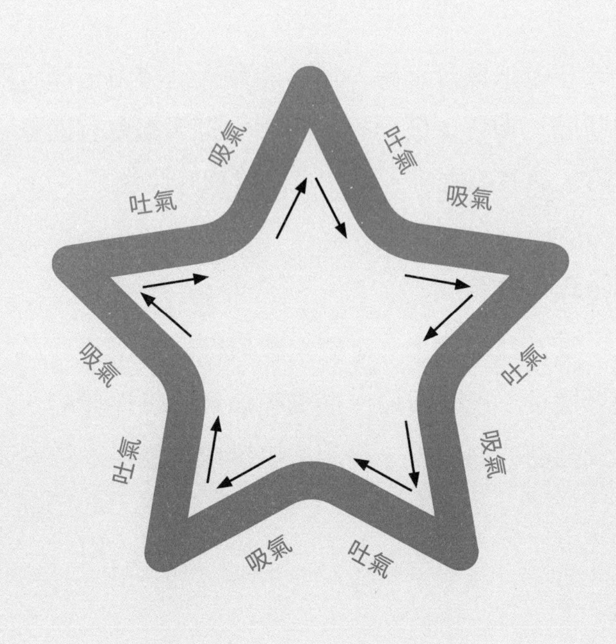

風箱式呼吸法：增加活力的好方法

風箱式呼吸法，又稱bhastrika，來自某種瑜伽呼吸法，目的是提高活力和警敏度。這種練習包括一系列吸氣和吐氣。根據內容媒體「國際瑜伽」（Yoga International）的說法：

> 風箱式呼吸法利用腹部肌肉和橫膈膜的動作將空氣吸入、排出肺部，並透過擠壓血液流過消化器官，繼而產生熱能，調理肝臟、脾臟、胃和胰腺，促進消化[4]。

如果風箱式呼吸法做得正確，你可能會感到精力充沛，如同運動結束之後的狀態。頸背、橫膈膜、胸部和腹部都會有感覺。下次需要提振精神時，與其喝咖啡，不如試試這種呼吸法。

如何練習風箱式呼吸法

建議做法：每天2到3次，一定要空腹進行。

警語：如果懷孕、患有潰瘍、橫膈膜疝氣、慢性便秘、心臟病、高血壓、未受控制的高血壓、癲癇、痙攣或恐慌症，請不要練習風

---

4 〈學習風箱式呼吸法〉（Learn Bhastrika Pranayama），刊載於國際瑜伽網站，https://yogainternational.com/article/view/learn-bhastrika-pranayama-bellows-breath。

箱式呼吸法。也請避免在飽食狀態下練習，至少要與用餐時間相隔2小時。

坐挺，放鬆肩膀。用鼻子深呼吸幾次，並在呼吸時充分擴張腹部。接著，在嘴巴閉合但放鬆的情況下，僅用鼻子快速有力地吸氣和吐氣，頻率為每個吸吐循環1秒鐘。這種呼吸法會發出很大的聲音，也是因此才有療效！吸氣和吐氣的時間應該要一樣，而且盡可能快速。請確保呼吸來自橫膈膜，當腹部起伏時，盡可能保持頭部、肩頸和胸部不動。

1. 第1輪：先做10次風箱式呼吸。
2. 休息：暫停並正常呼吸15到30秒。
3. 第2輪：20次風箱式呼吸。
4. 休息：暫停，再正常呼吸30秒。
5. 第3輪：以30次風箱式呼吸完成最後一輪。
6. 休息：休息一下，自然呼吸3輪，觀察身心的感覺。

注意：練習過程中要傾聽身體的聲音。只要有任何頭暈的感覺，就暫停幾分鐘，切換成自然呼吸。等不適感消退之後，再嘗試另一輪風箱式呼吸，並且把速度放慢，強度減小。

上網搜索的關鍵詞：治療焦慮的風箱式呼吸（bellow breathing

for anxiety）、風箱式呼吸練習（bellow breathing practice）。

額外活動

風箱式呼吸的練習時機：

- 健身之前
- 早晨
- 跑步之前
- 瑜伽課之前

4-7-8呼吸法：幫助入眠的絕佳方法

4-7-8呼吸法是由安德魯．威爾（Andrew Weil）醫生所提倡，他稱這種瑜伽呼吸法是「神經系統的天然鎮靜劑」[5]。4-7-8呼吸法深層有節奏，能令人放鬆，而且有實際助眠效果。第一次嘗試這種呼吸法時，你可能會覺得成效不大，但經過反覆練習，就能幫助你調節呼吸。這種方法的最佳優點是不需要任何器材，毫不費時，而且隨處都能練習。

5 〈三種呼吸法和技巧〉（Three Breathing Exercises and Techniques），安德魯．威爾 2016 年 5 月發表於威爾醫生網站，https://www.drweil.com/health-wellness/body-mind-spirit/stress anxiety/breathing-three-exercises。

如何練習4-7-8呼吸法

建議做法：每天至少2次，其中一次是入睡前。

警語：不要在開車時練習。

如果第一次練習時覺得頭暈，別擔心……會過去的！第一個月練習時，一次不要超過4個循環。雖然可以用任何姿勢練習，但在學習過程中，身體最好坐挺。

1. 舌尖頂住上排牙齒後方。
2. 閉上嘴巴，用鼻子吸氣，默數4秒。
3. 屏息，默數7秒。
4. 用嘴巴發出呼呼聲，吐出所有氣，默數8秒。
5. 再次吸氣，重複這個過程3次。

注意：有些人可能覺得屏息7秒很困難，還會頭暈。那麼，你可以用同樣的比例，默數較少秒。例如，你可以使用2-3.5-4模式，效果也差不多。

鼻孔交替呼吸法

鼻孔交替呼吸法，是另一種活絡副交感神經系統（舒緩身心）和降低血壓的技巧。鼻孔交替呼吸可以強化呼吸力量，恢復左右大腦的平衡，並修復神經系統，排除毒素[6]。

如何練習鼻孔交替呼吸法

建議做法：在白天需要集中注意力或放鬆時（尤其在瑜伽課前、後）進行這個練習。鼻孔交替呼吸法最好在空腹時進行，如果遇上生病或鼻塞，請勿練習。

1. 將手指輕輕放在右鼻孔上（保持左鼻孔暢通）。
2. 透過左鼻孔緩慢深吸。
3. 手指按住左鼻孔（放開右鼻孔），透過右鼻孔吐氣。
4. 接著用右鼻孔吸氣。
5. 按住右鼻孔（放開左鼻孔），用左鼻孔吐氣。

做完之後，請正常呼吸2回合，再重新開始。練習最長不超過5分鐘。

---

6 〈鼻孔交替呼吸法：如何練習鼻孔交替呼吸〉（Nadi Shodhana: How to Practice Alternate Nostril Breathing），由 Melissa Eisler 發表於 Chopra 網站，最後修正於 2015 年 11 月 15 日，https://chopra.com/articles/nadi-shodhana-how-to-practice-alternate-nostril-breathing。

鼻孔交替呼吸法—— 版本 II

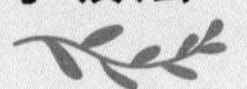

手指按住右鼻孔，
用左鼻孔吸氣，默數 4 秒。

2
按住兩個鼻孔，
默數 3 秒。

3
放開右鼻孔，吐氣，
默數 6 秒。

按住兩個鼻孔，默數 3 秒。

5
手指按住左鼻孔，
用右鼻孔吸氣，默數 4 秒。

6
放開左鼻孔，吐氣，
默數 6 秒。

請重複 6-8 次

利用想像力練習呼吸

這種呼吸法的重點，是在焦慮時利用想像力。閉上眼睛，想像你最喜歡的花。這朵花是什麼模樣？什麼顏色？形狀如何？有什麼氣味？把注意力放在花上，用鼻子慢慢深吸一口氣，聞聞花的味道。吐氣時，想像自己吹落花瓣，彷彿正創造一場花瓣雨。

額外活動

找一朵真正的花，描述其形狀、氣味和質地：

____

____

____

____

畫出你最喜歡的花：

吹熄蠟燭

想像有個生日蛋糕點了5根蠟燭。當你準備吹熄蠟燭時，用鼻子深吸一口氣，默數5秒。當你準備好時，噘嘴緩緩吹熄蠟燭，同樣默數5秒。

額外活動

寫下你最喜歡生日怎麼過：

____

____

____

____

呼吸法的應用程式

- Apple Watch Breathe
- Breath Ball
- Breathe+Simple Breath Trainer
- Breathe2relax
- Breathe to Relax Pranayama App
- Breathly
- Breathwrk
- Breethe
- Calm
- DARE
- FearTools
- Headspace
- HitomiNow
- iBreathe
- Insight Timer
- Kardia
- Liberate
- Mindshift CBT
- MyStrength
- Power of Calm
- Rootd
- Sanvello
- Simple Habit
- Simply Being
- Smiling Mind
- Steady
- Stop, Breathe & Think
- Wim Hof Method

還是喘不過氣嗎？

❶ 雙手合十，就像祈禱的姿勢。接著摀住口／鼻，雙手另一側略為張開，製造一個小口。此時進出的是較小的氣流。

❷ 壓緊嘴唇兩側，嘴唇微張。

❸ 試著用腹部／橫膈膜呼吸。仰臥對減緩喘不過氣有幫助。如果還是覺得困難，請移至堅硬地面。

上網搜索的關鍵詞

當感到焦慮時，無論你身在何方，在Google或其他搜尋引擎輸入以下關鍵詞，你會找到成千上萬支對你有幫助的影片、文章和練習方法！

- 焦慮症的呼吸技巧（Breathing techniques for anxiety）
- 用呼吸方法安撫神經系統（Calm the nervous system with breathing）
- 治療焦慮症的呼吸法（Breathwork for anxiety）
- 啟動副交感神經系統（Activate the parasympathetic nervous system）

- 針對壓力和焦慮的呼吸技巧（Breathing techniques for stress and anxiety）
- 呼吸如何幫助焦慮？（How does breathing help anxiety?）
- 為何焦慮時應該慢慢呼吸？（Why should I breathe slowly when I'm anxious?）
- 有助平靜心情的簡單呼吸練習（Simple breathing exercises to help calm down）
- 如何使用呼吸來減少焦慮（How to reduce anxiety with the breath）
- 焦慮時如何緩解呼吸急促（How to relieve shortness of breath when anxious）

額外活動

最好用日誌記錄每天和每週的呼吸法。盡可能多練習，才能創造持續不斷的療癒過程。保持練習呼吸法，不僅有助於逐漸減少壓力和焦慮，還能創造更平衡的生活方式。

對你而言，最有療效的 3 個呼吸練習是：

1. ______________________________
2. ______________________________
3. ______________________________

每日練習呼吸法的時間

請於每天早上完成此時間表。

我今天會練習 ____________________ 呼吸法，至少 _____ 次。

在手機中設置鬧鈴，一天至少保留 3 次休息時間來練習呼吸。

第 1 次預定練習呼吸法的時間：____________________

第 2 次預定練習呼吸法的時間：____________________

第 3 次預定練習呼吸法的時間：____________________

每週練習呼吸法的時間

在每週一開始時完成此時間表。

本週我會練習 ____________________ 呼吸法，至少 _____ 次。

我這週決心練習呼吸法的日子是（起初每週 1 到 2 天，再逐漸增加為每週 7 天）：____________________

練習後的反思

我剛剛練完呼吸法，我覺得 ____________________

我剛剛練完呼吸法，我的身體感到 ____________________

____

你加入工具箱的呼吸法：

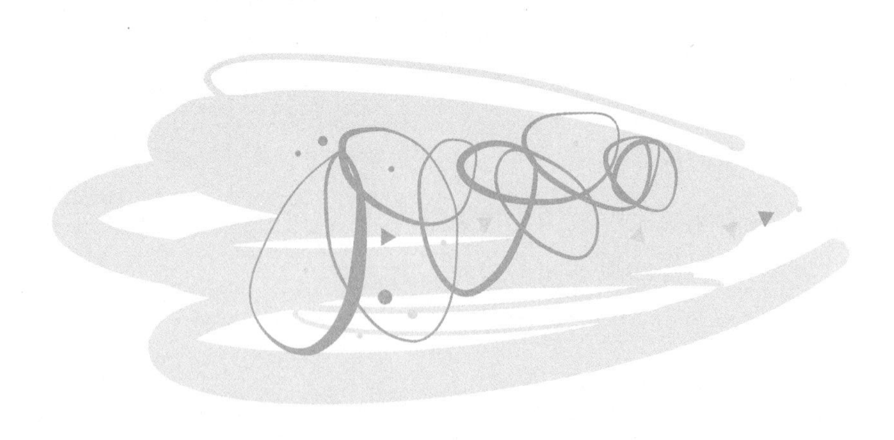

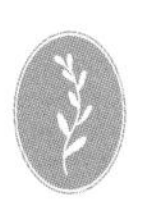

第2章 當下的平靜

這一章描述在對抗揮之不去的意念和焦慮的反芻思維時，我們如何專注於當下。無論在路上或家裡、學校或公司中感到焦慮，我們都必須擴展自己的工具箱，以幫助我們在事務繁忙或難以處理的狀況下保持正念。這一章的練習，就是所謂的「靜觀」（Grounding），最終將幫助你鎮定過度活躍的思考。

何謂「靜觀」？

「靜觀」使我們進入現實（或正念），靜觀練習能幫助我們安全地回到「此時此地」。你越是留意當下，越會感到平靜和安全。當你注意到身體的變化，就會成為心靈的船長。靜觀幫助你意識到哪些方法對你的神經系統最有療效。進行靜觀練習時，你帶領注意力擺脫反芻過去的惱人想法，轉而注意現在的安全。

正念

你可能很熟悉「正念」（Mindfulness）這個詞，但它真正的含義是什麼？為何越有「正念」，越能減少焦慮感？根據美國麻州大學醫學院正念中心（Center for Mindfulness）的創始人喬．卡巴金（Jon Kabat-Zinn）的說法，「正念是一種精神狀態，透過有目的、不批判地將自己的意識集中於當下。它是承認、接受自己此時此地的感覺、思想和身體動作[1]。」

治療焦慮時，正念至關重要，因為在高度焦慮的狀態下，你可能會經歷所謂的「失去現實感」和「失去自我感」。

- 失去現實感（Derealization）：會讓你覺得環境和周遭的人都很疏離。你對世界的看法可能變得扭曲，很難專注於你在當下的位置。這種狀況發生時，練習靜觀可以讓你回到現實，有助於創造安全感。

- 失去自我感（Depersonalization）：你會覺得你是一個觀察著自己思想或身體的外人，也可能會覺得此刻無法控制自己的思想或行動。

1 〈什麼是正念〉（What Is Mindfulness?），2021 年 2 月 10 日發表於《大益雜誌》（*Greater Good Magazine*），https://greatergood.berkeley.edu/topic/mindfulness/definition。

使用靜觀練習幫助治療焦慮

當你感到高度焦慮時，這一章提到的技巧可能很有用，但即使在你覺得很平靜的時刻，也應該多加練習。用認知工具、靜觀和呼吸法建立日常的療癒練習很重要，因為當你一旦墜入不安或焦慮時，才能信手拈來。靜觀幫助你把注意力集中在當前的具體世界，而不是你內心的想法和感覺。

治療實戰

五感

學界強烈建議用「五感靜觀練習」來對付焦慮，因為這種方法可以幫助身體脫離戰鬥或逃跑的狀態，轉而回到當下。當你經歷焦慮時，交感神經系統過度操勞，導致強烈的恐慌、害怕或擔憂。處於恐慌狀態，會讓你失去清晰的思考能力——因此，把思緒帶到你周圍的景象、聲音和氣味中，就能讓你回到現實，身心變得較為平靜。而且，這個方法隨地都能使用！

焦慮的時候，試著尋找：

- 你能看到的 5 樣東西
- 你能摸到的 4 樣東西
- 你能聽到的 3 種聲音
- 你能聞到的 2 樣東西
- 你能嘗到的 1 個味道

隨時可用的練習

確保隨身攜帶筆記本、原子筆或鉛筆（如果沒有，可以用手機裡的記事本）回答下列問題。

你能看到的5樣東西是什麼？

- 注意周圍看到的東西，並加以描述。
- 它們是什麼顏色？形狀？花樣？

你能摸到、或感覺到的4樣東西是什麼？

- 注意身邊可以摸到或感覺到的東西。
- 你有感覺到皮膚上的陽光嗎？你坐的座位有什麼觸感？
- 也許你帶了一樣鎮定心神的物品。它有什麼觸感？描述它的重量、質地和其他具體特性。
- 你能描述身上的4樣東西嗎？衣物接觸到身體是什麼感覺？背靠著椅子、腳踩著地板、頭髮碰著脖子又是什麼感覺？

你能聽到的3種聲音是什麼？

- 請特別留心周圍的聲音，並加以描述。
- 你聽到什麼聲音？鐘錶滴答聲？空調的聲音？遠處的車聲？風聲？音樂？人們談話聲？

你能聞到的2樣東西是什麼？

- 試著留意周圍空氣中的氣味，並加以描述。
- 是空氣清新劑？草的氣味？周圍有東西散發氣味嗎？是花？蠟燭？精油？

你能嘗到的1個味道是什麼？

- 注意你口中的味道。
- 你現在嘗到什麼味道？
- 隨身攜帶可以吸吮的東西或零食，讓你把注意力集中在味道上，可能會有幫助。

7個關鍵問題

請回答這些問題。開始焦慮時，這有助於引導大腦回到當下。

- 你叫什麼名字？
- 多大年紀？
- 住在哪裡？
- 身上穿了什麼？
- 今天的日期是？
- 此刻你身在何方？
- 你注意到周圍有什麼？

範例：

> 我是莎莉，今年24歲。我住在費城，身上穿著黑色運動褲和白色長袖上衣。我戴著藍色帽子，穿著白襪子和棕褐色的運動鞋。今天是6月3日，我和姊姊坐在車裡。我可以聽到周圍有車子駛過，收音機也開著。此刻我很安全，現在是下午4點17分。

隨時可用的練習

拿出手機，或用筆記本回答上述的問題，就當自己正在寫故事。答完所有問題之後，繼續寫下「此刻我很安全」的宣言。

數數以分散注意力

數數是另一個幫助你放鬆的好方法。這個方法是在腦中的白板上寫下數字，然後擦掉。你也可以想像一面黑色的窗簾，看著數字在上面出現、消失，而你必須記下數字。如此就能幫助你分散注意力。

1. 首先，閉上眼睛，想像有塊巨大的白板。白板可以和你一樣大。
2. 運用想像力，拿起馬克筆，在白板上寫下數字100，寫得越大越好。
3. 盡可能慢慢擦掉這個數字，一定要擦乾淨。
4. 接著寫99，然後非常緩慢地擦掉。
5. 繼續倒數，直到你覺得平靜，或是寫到0了（你也可以重新開始倒數）。

用不同種類練習靜觀

試著在以下列表中選擇至少 2 到 3 類，每一類都盡可能說出最多項屬於該類別的人、事、物。

- 電影
- 足球隊
- 棒球隊
- 動物
- 顏色
- 城市
- 電視節目
- 麥片品牌
- 水果和蔬菜
- 名人

額外活動

請隨身帶著筆記本，隨時寫下你的答案。

治療焦慮的「靜觀腳本」

焦慮可能會讓你感到虛弱無力，這時，請用肯定句冥想練習（Affirmative Meditation）引導自己復原。可以用自己的聲音錄製這個冥想腳本，或找你覺得能給你安全感的人幫忙。請隨身帶著音檔，開始感到焦慮時就拿出來聽（或看影片）。聆聽自己的聲音，有助於你以更加充滿愛和支持的態度與自己對話。腳本如下：

閉上眼睛，深吸一口氣，再深吐。

用鼻子吸氣……2……3……4。

（停頓）

用嘴巴吐氣……2……3……4……5。

（停頓）

記住，你現在很安全。

（停頓）

你現在很安全。

（停頓）

你現在很安全。

（停頓）

無論你的想法把你帶到哪裡。

無論你的腦中出現什麼可怕的想法。

記住，你很安全。

（停頓）

深吸一口氣，默數4秒。

（停頓）

屏氣2秒。

（停頓）

吐氣，默數6秒。

（停頓）

腦中出現可怕的想法時，記住，那只是想法。

這個想法沒有力量。

看著這個想法，把它當成飄過的雲。

（停頓）

觀察這個想法。

（停頓）

向這個想法揮手。

（停頓）

看著它飄走。

（停頓）

記住……你很安全。

（停頓）

用鼻子吸氣……2……3……4……屏氣……2……3……用嘴巴吐氣……2……3……4……5。

用鼻子吸氣……2……3……4……屏氣……2……3……用嘴巴吐氣……2……3……4……5。

現在你放輕鬆了……你可以開始數你自然的呼吸，一共數10次。

（停頓）

注意呼吸進入鼻子時的狀況。

感受空氣通過鼻腔，進入你的喉嚨。

用嘴巴吐氣時，注意空氣如何離開你的肺。

（停頓）

觀察氣息如何緩慢流動。

（停頓）

你很安全。

你現在很安全。

注意你平靜的心靈。

留意你的身體已經放鬆、平靜。

隨時可用的練習

把這段錄音存在手機裡，開始感到焦慮的時候就播來聽。通勤時就戴著耳機。

用療癒小物安定心神

提到自然緩解焦慮的工具時，我們多半會想到線上心理健康節目或勵志書籍。儘管我大力推薦這兩種治療方法，但其實還有許多種不為人知又有療效的東西。你開始覺得焦慮時，口袋裡放個可以摸到的物品，有助於安定心神。我在下方為你整理出有助於減少焦慮、帶來安慰的物品清單（可以在第4章找到更完整的清單）。在你培養管理焦慮情緒的好習慣時，以下這些舒緩情緒的物品可以幫助你克服困難。它們摸起來能讓你緩和情緒、安定心神、感覺愉快，並起到撫慰的作用。

提醒：如果你患有（或你認為可能患有）焦慮症，請向合格諮商師或醫生求助。以下物品可以幫助你在日常生活中緩解部分壓力，但不該替代治療焦慮的處方藥物。

- 石頭或樹葉
- 水晶
- 精油
- 羽毛
- 舒壓玩具
- 壓力球
- 舒緩心情的歌詞或詩（治療提示：可以寫下歌詞，並隨身攜帶）
- 精油配件
- 迷你魔術方塊
- 史萊姆

隨時可用的練習

詳細描述你所持有的物品。這個物品是什麼？看起來像什麼？觸感如何？質地是什麼？有哪些顏色？什麼形狀？

並重複以下宣言：「我有這個 ____________ [插入物品名稱]，我很安全。」

隨時隨地可用的靜觀練習

周遭環境讓你緊張時，你可能很難控制焦慮情緒。其實無論你在什麼地方，都可以找方法來讓自己安定心神。隨身攜帶一些靜觀的工具，會讓你更覺得自己有備而來，更能掌握情況。隨地可用的最佳工具就是「調適卡」（Coping Card）。你可以用索引卡或手機記事本，寫下幾句你覺得真實的陳述，而且這些句子有助於提醒你不要受焦慮控制。第5章會提供大量有效的調適語句，幫助你重置焦慮的大腦。另一個有用的靜觀工具是可以觸摸到的物品。從第74頁提到的物品（或第4章的清單）中選擇一個療癒小物，並且隨身攜帶。另外，以下也提供一些安定心神的建議，讓你在不同的焦慮環境中得到幫助。

如果你在一場派對中

- 用冷水沖手。
- 握住一塊冰。
- 找到一樣物品，描述它的形狀、顏色和作用。
- 選擇1到2個類別，在心中列出屬於該類別的人事物，例如：霜淇淋的口味、樂器、動物、電視節目、足球隊等。
- 數一數房裡的人數。
- 從100往回數。

如果你在車上

- 數一數經過的汽車數量。
- 數一數窗外有幾棵樹。
- 專注看著前面的車子。
- 哼首曲子（這也可以活絡迷走神經）。
- 數一數黃車、藍車、紅車等等的數量。
- 彈手指。
- 用鼻子深吸一口氣，默數4秒，屏息2秒，接著慢慢用嘴巴吐氣，默數6秒。

如果你在公車或火車上

- 數一數有多少人染金髮、棕髮、戴眼鏡、戴帽子等。
- 哼首曲子（這也可以活絡迷走神經）。
- 用鼻子深吸，默數4秒，接著用嘴吐氣，默數4秒。
- 列出你感恩的10件事情。
- 看看周圍，描述你看到多少種顏色。
- 心裡想著：「我現在很好。在這一刻，我沒事。」

如果你和家人在一起

- 數一數大家一共說了幾次「這個」或「和」。
- 在口袋放一個安定心神的療癒小物。
- 說出每個黃色、藍色、紅色、綠色等物品的名字。
- 要一杯冷水。
- 去洗手間用冷水沖洗雙手2分鐘。

如果你在餐廳

- 心裡想著：「我現在很好。在這一刻，我沒事。」
- 深吸一口氣，屏息，吐氣。
- 將全副心神放在旁邊的人身上，把注意力轉移到當下。
- 讓自己去外面喘口氣，做3次深呼吸。
- 去洗手間用冷水沖洗雙手2分鐘。
- 對你的焦慮說：「你不能控制我。」

如果你在診所或醫院

- 描述候診室的情況。你看到什麼？聽到什麼？
- 玩分散注意力的遊戲（請見第7章）。
- 帶著能給你支援的人同行。
- 吸氣，默數4秒。屏息，默數2秒。吐氣，默數6秒。
- 數一數牆上的照片。這些照片像什麼？
- 去洗手間用冷水潑臉。

日常靜觀

如果你現在就正試圖安定心神，可以參考以下建議。這些方法能夠在當下帶來更大的效果。

- 列出你感謝的5件事。
- 默數到10，或默念任何字母表（英文、注音），速度放慢。
- 注意你的身體。你身上穿了什麼？襯衫貼著胸口有什麼感覺？扭動腳趾，感受背部貼著椅子的感覺。
- 腳跟用力往下踩，名副其實的「腳踏實地」（Grounding），注意腳跟的緊繃感。提醒自己，你與地面相連。
- 描述某項日常活動的步驟。好比說，如何鋪床、洗碗、做你喜歡的餐點、或打蝴蝶結。

- 想一想朋友或家人的名字。你能說出幾個？他們年紀多大了？你能寫出他們的名字嗎？
- 讀出身邊的東西。大聲讀出每一個字，往前念和倒著念。
- 想像一個物體，在腦中「畫」出來，或者用手指在空中描繪。試著畫水果、汽車、房子或動物。

上網搜索的關鍵詞

在Google或其他搜尋引擎輸入這些關鍵詞，你會找到數以千計的靜觀練習影片、文章和練習，它們都能在你感到焦慮時派上用場——無論你身在何方。

- 治療焦慮的五感靜觀練習（Five senses grounding technique for anxiety）
- 在車上使用的靜觀練習（Anxiety grounding tool to use in the car）
- 治療焦慮的身體掃描（Body scan for anxiety）
- 創傷後壓力症候群的靜觀練習（Grounding techniques for PTSD）
- 社交焦慮的靜觀練習（Grounding techniques for social anxiety）
- 治療焦慮的漸進式肌肉放鬆法（Progressive muscle relaxation for anxiety）

- 焦慮的現實檢驗（Reality testing for anxiety）
- 恐慌時的肯定句（Affirmations for panic）
- 恐慌時的靜觀練習（Grounding techniques for panic disorder）
- 強迫症的靜觀練習（Grounding techniques for OCD）
- 我感到焦慮時，如何安定心神（How to ground myself when I feel anxious）
- 治療焦慮的最佳靜觀練習（Best grounding tools to use for anxiety）

你加入工具箱的靜觀工具：

第 3 章

2 分鐘讓你不再驚慌失措

當你開始感覺到焦慮或恐慌發作時，會覺得自己很容易失去控制，對嗎？當我們驚慌失措時，神經系統就會過度活躍，因此，知道如何鎮靜神經系統，以及恢復身心平衡，就十分重要。為了幫助你展開復原之旅，這一章會介紹2分鐘內鎮定神經系統的技巧。這些方法不能保證永久擺脫焦慮，但只要經常練習，它們就能幫助你塑造較不焦慮的頭腦和更平穩的身體。

提醒！

記住，請每天為焦慮評分。早上醒來時，參照第19頁的量表，問自己「今天早上的焦慮是幾分？」每天使用評估量表，有助於你清楚自己的心理狀況，也能適切地衡量情緒溫度，因此更容易掌控伴隨著焦慮想法而來的身體症狀。

讓心思回到現實

當我們驚慌失措時，常覺得自己好像看著一切事情發生的外人。這種類型的恐慌會造成失去現實感，是一種自覺與周遭環境解離的心理狀態。周圍的人、事、物會看起來很不真實，但你有意識到這種狀態並不正常。而以下方法可以幫助你回到當下。

2分鐘描述遊戲

注意周圍的事物，並花幾分鐘好好觀察，記錄你看到的東西。請用上所有感官，盡可能詳細描述所見、所聞、所感、所嗅和所嘗。

範例如下：

> 我穿的毛衣是藍色的，而那個人的襯衫是紅色，上面有黑字。我坐的長凳由木頭製成，觸感非常光滑。我的腿覺得沉重和溫暖，因為我坐在太陽底下。此時，我感到暖風吹過臉龐，拂起我的頭髮。我還聞到剛修剪過草坪的味道，有幾個孩子在我面前的公園玩耍。草是綠色、棕色的。我從這裡可以聽到孩子們愉快的笑聲。

或是列出每天進行的日常活動，並詳盡地描述。可以是簡單的淋浴、早上或晚上的例行公事，或記錄料理過程。

範例如下：

> 今早醒來，我關掉鬧鐘，然後伸展胳膊。接著我檢查手機，看到有幾封工作上的新郵件，但我沒回覆任何一封。我緩緩下床，走進浴室刷牙。刷完牙後，我打開蓮蓬頭，進去淋浴。一走進浴室，我先洗身體，然後用玫瑰香味的洗髮精洗頭髮。沖洗完畢後，我走出淋浴間，在臉上塗了乳液。接著我走進臥室，選了紅色上衣搭配黑色褲子，準備去上班。最後，我梳理濕濕的頭髮，然後吹乾。

隨時可用的練習

抵達讓你感到焦慮的環境之前，在手機上或紙上寫下描述性的問題（可參考下方範例）。每當你要前往可能會引發焦慮的地點時，就帶著這份問題清單。提醒自己，你隨時隨地都能把思想引導回當下。

回答以下問題，準確描述你所在的環境：

- 你看到周圍有什麼？
- 你聽到什麼聲音？
- 你有什麼感覺？
- 你聞到什麼？
- 你嘗到什麼？

2分鐘水療法

根據2006年某項研究，沖冷水澡可以減少壓力或焦慮時產生的皮質醇激素[1]。研究也指出，急遽接觸冰水有助活絡迷走神經。冰冷水療還能使心率降低15%，並增加腦中令人感覺良好的荷爾蒙腦內啡[2]。冰冷水療可以是沖澡時將水溫明顯降低30秒後再關掉，或者用冷水沖洗雙手2分鐘。這可以當成一種正念練習，能夠幫助你安定心神，聚焦於當下，而不是沉浸在擔憂未來、覺得快要失控的恐懼中。

如何利用水療法進行治療

- 洗冷水澡。
- 用冷水潑臉。
- 雙腳浸在冷水中。
- 如果附近有洗手臺，用冷水沖手2分鐘。
- 把一碗水裝滿冰塊，臉浸下去15秒。抬頭，呼吸，深呼吸，再浸入冰塊中。根據你的需要重複，直到神經系統平靜下來。根據線上幸福心理教學平臺Happify.com，「這種方法可以刺激『潛水反射』，當身體浸在冰水中，會為了求生存而保存能量，這時不必要的焦慮就會消散[3]。」

隨時可用的練習

帶著裝滿冰塊和／或水的不銹鋼水瓶。如果覺得焦慮，就喝幾口水，潑一些到臉上，或甚至一次把一根手指伸進瓶子裡，默數5秒後，再把手指放到臉上5秒。

---

1 〈泡溫泉時，唾液生理壓力標誌物的變化〉（Change in Salivary Physiological Stress Markers by Spa Bathing），M. Toda、K. Morimoto、S. Nagasawa 與 K. Kitamura 共同發表於《生物醫學研究》（*Biomedical Research*）第 27 卷第 1 期（2006 年 2 月）的第 11 至 14 頁，doi: 10.2220/biomedres.27.11。

2 〈水療對身體各系統有科學依據的影響〉（Scientific Evidence-Based Effects of Hydrotherapy on Various Systems of the Body），A. Mooventhan 與 L. Nivethitha 共同發表於《北美醫學期刊》（*North American Journal of Medical Sciences*）第 6 卷第 5 期（2014 年 5 月）的第 199 至 209 頁，doi: 10.4103/1947-2714.132935。

3 〈讓恐慌停止的五種方法〉（5 Ways to Stop Panic in Its Tracks），Rachel Wells 發表於幸福日報（Happify Daily）的文章，https://www.happify.com/hd/5-ways-to-stop-panic-in-its-tracks/。

2分鐘的定心冥想

1. 用鼻子深吸一口氣，接著用嘴吐氣。重複一次。
2. 回到透過鼻子吸吐的正常呼吸。留意自己的呼吸，以及肺部何時擴張。
3. 呼吸時重複這個宣言：「現在我很安全，我把自己交給平靜的情緒。」（提醒：把這個宣言寫在紙上，並放到家中各個角落，也許會更加強效果）
4. 感覺腹部隆起時，追隨氣息進入的軌跡。接著用鼻子吐氣，注意氣息離開你的身體，並看著腹部變平。
5. 呼吸時，你注意到什麼？空氣到達腹部時有什麼感覺？這口氣的溫度是多少？你能感覺到空氣傳到喉嚨後方嗎？
6. 花2分鐘專注留意呼吸過程，注意身體狀態和情緒感受的變化。

「我……」陳述的力量

只需要重複幾分鐘的「我」陳述，就能向身心發出鎮定的訊號。例如「我很安全，我很平靜，我很安適」等字句，會帶來平靜感，能讓你減少分泌因焦慮想法而產生的皮質醇和腎上腺素。即使你現在沒有感覺到強烈的焦慮，使用這些「我……」陳述也有療效。越適應這種思維模式，你越有可能自動引用這些應對語句，而不是專注於不理性的焦慮想法。

治癒練習

寫出 5 句給你力量的「我……」陳述。

1. ______________________________

2. ______________________________

3. ______________________________

4. ______________________________

5. ______________________________

額外活動

把這些陳述寫在便利貼上，貼在浴室鏡子、冰箱、衣櫃門上（或家裡其他方便看到的地方），每天大聲說出來數次。如果有智慧型手機，就在手機日曆或提醒中輸入這些句子，或設置鬧鈴提醒，每天就能看到許多次。

2分鐘的EFT敲擊法

什麼是EFT？

情緒釋放技巧（Emotional Freedom Technique，EFT），也被稱為「敲擊法」，是全人治療的工具，原理類似針灸，專注於身體的經絡點（或能量熱點），能幫助恢復身體能量的平衡。EFT 的理論前提，是身體由能量場所組成。當這個系統不平衡時，會導致身體和情緒問題。EFT 的創始人蓋瑞．奎格（Gary Craig）認為，這種奠基於能量的心理治療形式，旨在透過操縱能量在體內的流動方式，來減少心理的症狀。持之以恆地練習 EFT，有助於平衡身體的能量系統，並在幾分鐘內消除多數負面情緒。

該領域的專家認為，EFT 能夠幫助你獲得身體的能量，並且發送訊號到大腦控制壓力的部位。他們進一步指出，透過 EFT 敲擊刺激經絡點，可以減少壓力或負面情緒，最終讓紊亂的能量恢復平衡。

EFT如何發揮作用？

EFT是透過不斷敲擊來刺激身體的能量經絡點，進而緩解情緒問題、壓力、慢性疼痛、成癮、恐懼症、創傷後壓力症候群和身體疾病。根據漢醫，經絡點是經過全身的能量通道，能幫助我們平衡身心健康。而任何不平衡都會造成疾病或病症。雖然EFT治療法在原理上類似針灸，但針灸是利用針頭對這些能量點施加壓力，而EFT

則使用指尖敲擊來施壓。根據「敲擊解方」（Tapping Solution）網站的說法：

> 在EFT療程中，個案會按照規定順序，用指尖輕輕敲擊自己的經絡點。一邊敲擊，一邊專注於他們想要擺脫的想法、感覺和身體的不適感，例如他們的焦慮和胸悶。EFT敲擊療法是非常有效、非侵入性、健康的另類自助療法，可以暫時替代長期的心理治療[4]。

當感到極度焦慮時，大腦會欺騙我們相信自己身處險境，中樞神經系統也會失去平衡。這時，EFT敲擊法可以提高專注力，幫助我們減少痛苦。在治療焦慮、創傷、恐懼症、恐慌、憂鬱、成癮和傷痛時，EFT已經證明有正面效果。

4 〈什麼是敲擊法、我如何才能開始使用？〉（What Is Tapping and How Can I Start Using It?），2020 年 9 月 12 日摘自「敲擊解方」網站，https://www.thetappingsolution.com/what-is-eft-tapping/。

如何練習EFT

1 找出問題。

首先要找出問題。請在心裡記下你此刻面臨的問題，這將成為你執行EFT敲擊時「瞄準」的目標。例子可能包括胃部不適，或對即將到來的社交聚會感到焦慮。記住，一次只能針對一個問題。

2 衡量問題的強度（0到10）。

在0到10的量表上（10表示最糟糕或最困難），衡量你對當前問題的焦慮程度。這個量表可以評估你所感受到的情緒或身體上的痛苦和不適。以此當成比較的基準，完成每一回合的EFT敲擊之後，再比對進展程度。

例如，你在敲擊前的焦慮程度是8分，練習完後降到4分，你就知道已經改善5成。

3 一開始，用食指和中指敲擊手刀（karate chop，KC）點。

KC點在手掌外緣、拇指的另一側。

4 在敲擊KC點的同時，複述這句宣言三次：「儘管我有這種[恐懼或問題]，但我深深並全然接受自己。」

前述的［恐懼或問題］代表你想解決的問題。例如對蛇的恐懼：「儘管我有這種［對蛇的恐懼］，但我深深並全然接受自己。」或是分手後被拒絕的悲傷：「儘管我有這種［對分手的悲傷］，但我深深並全然接受自己。」

❺ 現在深吸一口氣，準備開始敲擊。

你可以使用4根手指，也可以只使用前2指（食指和中指）。4根手指一般用在頭頂、鎖骨、腋下以及較寬的範圍。對於其他區域，如眼周，可以只用2根手指。用指尖敲擊，不是用指甲。力道穩定但輕柔。

❻ 按數字排列順序，分別敲擊以下壓力點5到7次。

敲擊的順序從頭頂開始往下。你可以在結束時回到頭頂，完成一回合的練習。當你敲擊每個穴位時，重複你在步驟4擬好的治療宣言。

① 頭頂
② 眉毛
③ 眼側
④ 眼下
⑤ 鼻下（人中）
⑥ 下巴
⑦ 鎖骨
⑧ 腋下

隨時可用的練習

在你的手機上搜尋這些關鍵字，並看一段影片，幫助你在2分鐘之內用EFT敲擊法鎮定神經系統。每一項搜尋結果的前幾則，應該都是EFT的示範影片。

- 治療焦慮症的EFT敲擊法（EFT tapping for anxiety）
- 治療焦慮的情緒釋放技巧（Emotional freedom technique for anxiety）
- 治療恐慌症的EFT敲擊（EFT tapping for panic attacks）
- 如何使用EFT敲擊法平靜焦慮情緒（How to use tapping to calm anxiety）
- 用EFT敲擊法克服恐慌和壓力（Tapping for overwhelm and stress）
- 如何用EFT敲擊法快速制止焦慮情緒（How to stop anxiety fast using tapping）
- 2分鐘EFT敲擊法（Two-minute tapping technique）
- 治療恐懼症的EFT敲擊療法（Tapping therapy for phobias）

手刀點

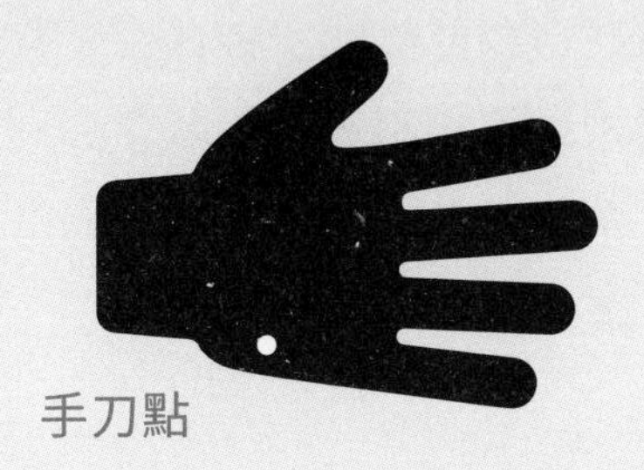

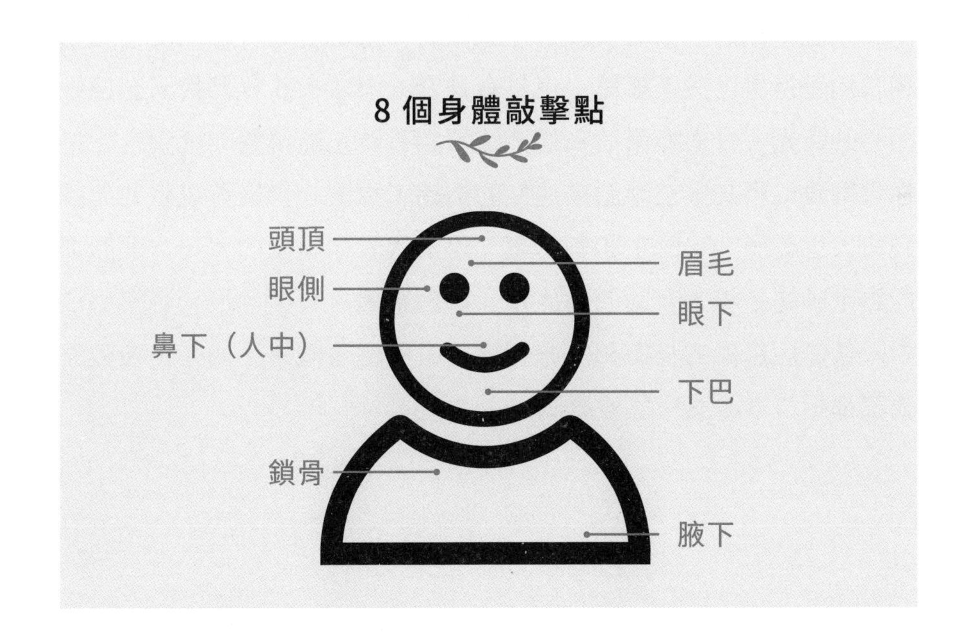

透過自我舒緩安定心神

我們在第2章討論到靜觀，以及靜觀對治療焦慮的重要性。對抗任何精神疾病都會讓人很難專注於當下，你會感到煩躁、憤怒、恐慌、愣住或麻木。這些自我舒緩的安神練習，有助於訓練你的大腦更關注當下，減少對未來揮之不去的焦慮想法。安定心神的靜觀工具，尤其可以幫助你的身心恢復恆定狀態（Homeostasis，體內健康和穩定的狀態），讓你更關注此時此刻[5]。

用音樂治療焦慮

想一想，你最喜歡的歌曲是什麼？為什麼？音樂可以改變情緒，讓我們覺得自己並不孤單；也具有神奇的療效，將我們帶回記憶中開心的時光。音樂能幫助我們表達言語有時未能傳遞的感受。如果你覺得難以用文字及話語描述你的情緒，那麼，音樂可以幫助你找到與人生經歷共鳴的主題和意義，以及代表你感受的字句。歌曲則能鎮定神經系統，有助於你放鬆、療癒靈魂。研究發現，音樂療法對降低癌症患者的憂鬱和焦慮程度，有著顯著效果。如今，多數療養院都相當推薦使用這種療法[6]。

練習1：挑選符合你情緒的音樂

從 1 到 10 評估你的焦慮程度。

找音樂之前：______________

找音樂之後：______________

先感受你心中湧現的任何負面情緒。寫下你正體驗到的負面感受。例如：

- 悲傷
- 氣壞了
- 害怕
- 擔憂
- 嫉妒
- 沮喪
- 厭惡
- 孤單
- 惱火

5 〈調節情緒的靜觀練習和自我紓緩〉（Grounding Techniques & Self Soothing for Emotional Regulation），Rachel M. Eddins 2020 年 4 月 1 日刊載於 Eddison Counseling 網站，https://eddinscounseling.com/grounding-techniques-self-soothing-emotional-regulation/。

6 〈音樂療法對癌症患者焦慮和憂鬱的影響〉（The Effects of Music Therapy on Anxiety and Depression of Cancer Patients），M. Jasemi、S. Aazami 與 R. E. Zabihi 共同發表於《印度安寧緩和保健雜誌》（*Indian Journal of Palliative Care*）第 22 卷第 4 期（2016 年 10 至 12 月）的第 455 至 458 頁，doi: 10.4103/0973-1075.191823。

你還有什麼感受？請在下方列出：

____

____

____

____

挑選符合你心情的歌曲，列在這裡：

1. ____
2. ____
3. ____
4. ____

聆聽這些歌曲。聽完之後，觀察哪些歌曲可以幫助你改善情緒？在手機上記下這些歌曲清單，或寫在底下：

1. ____
2. ____
3. ____
4. ____

再次聆聽這些歌曲。聽完之後，你有什麼感覺？記在這裡或寫在日記中。

____

____

____

____

練習2：正念音樂練習和寫日記

從1到10評估你的焦慮程度。

聽正向音樂之前：__________

聽正向音樂之後：__________

1. 挑一首新歌來聽。

   說出一首你從沒聽過的歌曲，並仔細聆聽歌詞。這些歌詞是否傳達了某個故事？大意是什麼？

2. 寫音樂日記。

   寫音樂日記也是一種治療方法，可以幫助你消化、收集你的負面想法和感受。這個過程可能會提高你專注於當下的能力，而不是糾結於擔憂的情緒或痛苦。聆聽你選擇的歌曲時，請寫下你當下所有的想法和情緒。

3 回答以下問題。

- 這首歌喚起了你哪些情緒？
- 你有因此覺得有人能理解你的痛苦嗎？
- 這首歌是否改變了你的想法，讓你覺得沒那麼孤單？
- 你會對寫這首歌的人說些什麼，以幫助對方改善心情？又可以怎麼幫助對方減輕痛苦？
- 你通常如何面對遭逢痛苦的親密好友？若你用同樣的方式回應自己的情緒，你認為會有什麼變化？

隨時可用的練習

播放一首你熟知歌詞的曲子。請重複播放，邊聽邊寫下歌詞。這項活動可以讓你擺脫焦慮思維模式，把注意力放到更重要的任務上。

另外，請製作會讓你心情變好的播放清單，裡面的曲子都要能使你開心、振奮。你可以放入會喚起快樂回憶、或讓你想起身跳舞的曲子。你可能還想製作另一個安撫情緒的播放清單，收錄一些安靜的曲子，例如有樂器伴奏的慢歌，或能幫助冥想的音樂。

2分鐘的自我療癒日記提示（即使是討厭寫日記的人也適用）

治療焦慮時，寫日記相當有效，你可以把寫作當成一種治療心靈健康的藥物。我們腦中每天都會出現成千上萬的想法，因此，很難確定究竟是哪些念頭導致我們產生耗弱心神的焦慮感。當這些揮之不去的想法越來越喧譁時，我們往往會覺得無法動彈，並開始感到心理和情感上都疲憊不堪。寫下並記錄困擾你的事情，有助於你組織想法、得到心靈的平靜。當腦中充斥著恐懼、不理性的想法時，就彷彿焦慮情緒讓腦子打了許多結。這時候我們需要的，正是能理出想法的連貫性和結構的工具，也就是一張紙，和一枝筆。

用手寫，不要打字

雖然你可能很喜歡用手機或電腦寫日記，但專家比較建議用紙筆記錄想法，因為寫字這項行為更需要專注於當下。手寫迫使你放慢速度，也會增加大腦運動皮質區（Motor Cortex）的活躍，產生類似冥想的效果[7]。因此，手寫日記更有治療和宣洩功效，可以幫助你真正欣賞人生中的真善美及挑戰，更提供一個出口，使你得以深刻思考。

7 〈日誌大對決：手寫 vs 打字〉（Journaling Showdown: Writing vs. Typing），Kristin Wong 2017年3月5日刊載於 Lifehacker 網站，https://lifehacker.com/journaling-showdown-writing-vs-typing-1792942629。

當你越常使用日記重新寫下你的故事，並重塑思維模式，取代自動化的消極想法，治療便越有可能得到進展。這個方法之所以奏效，要歸功於「神經元可塑性」（Neuroplasticity）。神經元可塑性就像大腦的「肌肉建設」，我們透過形成新的神經路徑來應對變化，繼而適應新的情況。透過反覆和直接的關注，我們可以重新連接大腦。新想法和新技能會開闢出嶄新的路徑，讓大腦不斷發展，為了因應學習也不斷改變，反覆練習強化這些路徑，就能養成新的習慣。也因此，當我們越常鍛煉大腦，它就會越強大。反之，當疏於練習時，路徑就會逐漸消失。結論就是，只要不斷寫下我們想要的思維模式和生活方式，就能實際改變大腦路徑。一開始，需要你重複地練習，但日積月累下來，就能成為自動反應——我們怎麼想、怎麼做，就會成為什麼樣的人！

沒有規則

寫日記沒有任何規則，但有個建議，就是從「自由聯想法」（Free Association）開始。這是精神分析之父佛洛伊德（Sigmund Freud）創造的詞，他把這個過程稱為「透過自由分享腦海中所有看似隨意的念頭，來發現你真正的想法、記憶和感受[8]。」因此，想

---

8 〈自由聯想法：它是什麼，以及如何運作？〉（Free Association: What Is It, and How Does It Work?），Jon Jaehnig 2020 年 11 月 10 日刊載於 Betterhelp 網站，https://www.betterhelp.com/advice/psychologists/free-association-what-is-it-and-how-does-it-work/。

到什麼就寫下來，不要擔心語法、標點符號，或句子是否完整，只要寫出當時任何想法就好。寫下浮現在你心頭的思緒或煩心的事情都可以。等到你覺得已經寫完所有需要訴說的事情再停下，但不必不斷反芻。切記，不要用紙上的內容批判自己。要知道，你腦中的想法100%沒有問題。它們只是想法，對你並沒有任何控制的力量。這個練習，能幫助你學會放下那些困擾你的狀況，並不再執著於令你分心的想法。

如何開始寫日記

1. 首先，要找一個能書寫的東西。

   不一定非得是花俏的螺旋式裝訂日記本，封面還寫著「今天是你餘生的第一天」等勵志短語（不過如果你喜歡這類產品，那它就能帶給你更多力量）。你可以直接寫在辦公室記事本上，或者去十元商店買小學時使用的筆記本。你只需要紙、鉛筆或原子筆等工具。

2. 設定計時器。

   開啟寫日記習慣的好方法，是設定時間，限定自己在5到10分鐘之內寫完所有想法。如果沒有限制時間，這個任務看起來就可能太令人卻步，或讓你一開始就感到厭煩。當安排一個固定時間長度，你比較有可能集中精神。花費在書寫上的時間，也能得到更大的成效。

③ 安排時間。

如果你的行程相當繁忙，或很難把寫日記當作首要任務（但你知道這是對你有幫助的調適工具），就在每天的待辦事項內排入寫日記的行程。記住，每天只要花5到10分鐘。你可以檢視日常的行程表，看看何時有空檔書寫，什麼時間寫又對你最有幫助。請至少嘗試21天，試著養成每天必做的療癒習慣。

書寫日記的引導

如果你覺得有一些寫日記的提示或引導可以參考，會讓你更有效率，放心，交給我！焦慮有時會讓你感覺腦子很「卡」，不知道該從哪裡開始下筆寫日記。「日記提示」作為一種治療指引方式，能夠幫助你處理目標情緒，以及用不同的方式更妥善表達自己的想法，也能讓你清楚意識到自己的焦慮思維模式。

以下的日記提示為你提供了指引，教你如何開始寫日記、刺激靈感。第一組提示是自我反省，幫助你更深入瞭解焦慮思維模式，以及你畫地自限的信念和恐懼；第二組日記提示則具備療癒效果。這些提示有助於改變你腦中的失實表述（False Narrative），它們可能導致焦慮，並影響你的生活品質。

額外的治療提示：請至少寫日記2分鐘。如果覺得有必要，可以寫更久。

自我反思提示

- 用1到10分評估你的焦慮程度。這個數字是否每天都有變化？這個數字是否從早到晚都不一樣？請做紀錄。
- 你現在對什麼感到焦慮？這些想法100%正確嗎？為什麼是，或為什麼不是？
- 你怎麼知道你感到壓力或焦慮？
- 你認為你的焦慮想告訴你什麼？
- 你的身體是否感到焦慮或緊張？如果有，是身體哪個部位？
- 你如何才會認為你的焦慮對你是有幫助的？
- 哪些情況會讓你感到焦慮？你有能力改變這些情況的哪些地方？
- 列出你在誰身邊會感到緊張或焦慮。你有能力改變這些人的哪些地方？
- 哪些想法或「自我對話」表明你很焦慮？（請回顧第25頁提供的認知扭曲清單）
- 你覺得可能發生的最糟狀況是什麼？這種情況實際發生的可能性有多大？
- 想像一下，你最好的朋友和你有同樣的焦慮。你為了幫助朋友度過難關，會對他或她說什麼？
- 想想你上次放任消極想法失控的情況。當時你有哪些想法？
- 寫下你上次哭泣的經過。原因是什麼？

- 寫封信給你心中的小孩。你能給他或她什麼建議，以妥善幫助他或她維持心理健康？你可以如何照顧他或她？
- 寫下你感覺到焦慮消失的經歷。當時你做了什麼幫助自己？
- 你有哪些祕密？這些祕密是否影響你的心理健康？為什麼有或為什麼沒有？
- 哪5件事是你想做卻又害怕去做的？你能想到任何克服這些恐懼的方法嗎？

療癒提示

- 我上次覺得焦慮，是因為 ＿＿＿＿＿＿ 才讓我感覺好多了。
- 我最快樂的回憶是 ＿＿＿＿＿＿＿＿＿＿＿＿＿＿＿＿＿＿ 。
- 我可以透過 ＿＿＿＿＿＿＿＿＿＿＿ 釋放生活中的負能量。
- 經歷了糟糕的一天，讓我改善心情的5件事是 ＿＿＿＿＿＿

  ＿＿＿＿＿＿＿＿＿＿＿＿＿＿＿＿＿＿＿＿＿＿＿＿＿＿＿

  ＿＿＿＿＿＿＿＿＿＿＿＿＿＿＿＿＿＿＿＿＿＿＿＿＿＿＿ 。
- 所謂完美的一天是 ＿＿＿＿＿＿＿＿＿＿＿＿＿＿＿＿＿＿ 。
- 我克服過的3大障礙是 ＿＿＿＿＿＿＿＿＿＿＿＿＿＿＿＿ 。
- 曾經幫助我克服壓力和焦慮的3件事是 ＿＿＿＿＿＿＿＿＿

  ＿＿＿＿＿＿＿＿＿＿＿＿＿＿＿＿＿＿＿＿＿＿＿＿＿＿＿ 。

- 我處理焦慮的調適方法是 ____________________。
    - 當我使用這些調適技巧時，我 ____________________。
    - 我的調適計畫是 ____________________。
- 今天我感謝的10件事是 ____________________。
- 我自豪的10項成就是 ____________________。
- 為了幫助我維繫心理健康，我想告訴年輕的自己 ____________________
____________________。
- 今天讓我微笑的事情是 ____________________。
- 我感到最幸福的5個時刻是 ____________________。
- 我感到最平靜的時候是 ____________________。
- 今天我很自豪的是 ____________________。
- 今天最搞笑的事情是 ____________________。
- 我的「快樂之地」是 ____________________。
- 我很慶幸今天學到 ____________________。
- 我今天看到最美好的事情是 ____________________。
- 我很感激小時候能夠 ____________________。
- 我現在可以聯繫到、又能幫助我的3個人是 ____________________
____________________。

- 我很高興能住在自己的家，因為 ____________________。
- 我最喜歡的談話對象是 ____________________。
- 今天讓我生活更輕鬆的事情是 ____________________。
- 我最愛的歌曲是 ____________________。
- 今天我感到被愛，因為 ____________________。
- 我喜歡做的5件事是 ____________________。

額外寫作活動

- 寫一封寬恕信給讓你感到痛苦的人。
- 寫下你所有的調適方法。評估哪些最有幫助，哪些反而有害。
- 寫下你壓力極大時想記住的10件事。
- 寫一封信給自己，原諒自己做過的事。

2分鐘漸進式肌肉放鬆法（PMR）

漸進式肌肉放鬆法（Progressive Muscle Relaxation，PMR）是治療焦慮的工具，這種有條不紊的方法，能夠有系統地收緊、放鬆不同肌肉群，幫助你緩解身體壓力，及鎮定焦慮的心情。PMR被認為是一種放鬆練習，效果如同呼吸法、意象訓練（第6章會提到）和瑜伽。焦慮時，人們通常會感到肌肉疼痛、緊繃和僵硬。當恐慌襲上心頭，PMR是有效的安神練習，有助於抵消戰鬥或逃跑的反應[9]。

如何練習PMR

從1到10評估你的焦慮程度。

練習PMR之前：______________

練習PMR之後：______________

先以舒適的姿勢坐著或躺著，用鼻子深吸一口氣，當橫膈膜充滿空氣時，仔細感受你的腹部隆起。然後慢慢從嘴巴吐氣。重複這組動作3到5次。

9 〈對正念和放鬆之間異同的透視〉（A Perspective on the Similarities and Differences Between Mindfulness and Relaxation），C. M. Luberto 等人共同發表於《全球健康和醫學的進展》（*Global Advances in Health and Medicine*）第 9 期（2020 年 1 月）的第 1 至 13 頁，doi: 10.1177/2164956120905597。

接著，每個肌肉群都收緊8秒，但不要到緊繃的程度。仔細注意肌肉的感覺，然後放鬆。注意放鬆和收緊有什麼不同的感覺。

- 腳：將腳趾頭緊緊蜷縮起來，然後釋放。接著，腳趾頭朝上收緊腳背，然後放鬆。
- 大腿：將大腿緊緊併攏，然後放鬆。
- 軀幹：收緊腹部，然後放鬆。
- 背部：將肩胛骨併攏，再放鬆。
- 肩膀：聳肩往耳朵方向擠壓，再放下肩膀。
- 手臂：握拳，將手臂緊貼在軀幹兩側，然後放鬆。
- 雙手：握緊拳頭，手指縮進手心，然後放鬆手指。
- 臉部：五官都擠到臉部中央，然後放鬆。
- 全身：收緊所有肌肉，然後放鬆。

最後，用鼻子深吸一口氣，再用嘴呼出，默數6秒。接著，你想重複幾次練習都可以。

隨時可用的練習

你可以隨時隨地練習PMR。最棒的一點是，甚至沒人知道你正在進行練習。你可以擬定計畫，在車上、聚會中、看醫生或任何讓你感到焦慮的場所練習這個方法。透過收緊和放鬆全身的肌肉，來獲得強大的放鬆感。此外，漸進式肌肉放鬆法帶領你辨識肌肉緊張的感覺，因此，你就能察覺自己的焦慮情緒。

額外的療癒提示：即使不覺得焦慮，每週也至少練習3次漸進式肌肉放鬆法。

2分鐘身體掃描

根據心理學家的說法，身體掃描是開始練習正念冥想的有效方法，能帶來許多對身心有益的好處，包括減少壓力、提高注意力和改善睡眠。這個練習是從腳到頭逐漸掃描全身，去覺知身體的感受。身體掃描的目的，是重新找回與身體之間的連結，而且不帶任何批判。請你注意身體的感受，覺察任何疼痛、痛苦、緊張或一般的不適。

身體掃描練習

用自己的聲音錄下身體掃描的腳本（如果要找別人，請找能讓你平靜又有安全感的聲音）。每週至少聽這段錄音2到3次。

從1到10評估你的焦慮程度。

身體掃描前：______________

身體掃描後：______________

從這裡開始錄音：

無論你在哪裡，都請關注你的身體，感受你坐在椅子上，或躺在地上的身體重量。

深吸一口氣，默數5秒，覺察身體感受。

深吐一口氣，默數7秒，釋放壓力，擁抱寧靜。

如果覺得舒服，就閉上眼睛。

注意你的腳，覺知腳趾的感受、重量、壓力、溫度。

深吸一口氣，默數5秒，覺察雙腳和腳趾。

深吐一口氣，默數7秒，釋放壓力，擁抱寧靜。

將覺察轉移到腿上。感受你的腿、膝蓋和大腿的任何感覺。放鬆緊繃的肌肉。你很安全。

深吸一口氣，默數5秒，覺察雙腿的感受。

深吐一口氣，默數7秒，放鬆，擁抱寧靜。

注意腹部和上半身。覺察背部的感受，就讓它保持現狀，不要改變它或矯正它。

深吸一口氣，默數5秒，覺察腹部、胸部和背部的感覺。

深吐一口氣，默數7秒，釋放壓力，擁抱寧靜。

將意識轉移到手上。你注意到什麼？你的手是否緊張或緊繃？看看你是否能讓雙手放鬆。

深吸一口氣，默數5秒，覺察雙手的感受。

深吐一口氣，默數7秒，釋放壓力，擁抱寧靜。

注意你的手臂。覺察手臂的感受。讓你的肩膀變得柔軟。向手臂傳送自我疼惜。

深吸一口氣，默數5秒，覺察手臂的感受。

深吐一口氣，默數7秒，釋放壓力，擁抱寧靜。

將意識轉移到頭部、頸部和喉嚨。注意脖子和喉嚨的平靜。讓它們變得柔軟。放鬆。放鬆你的下巴。讓臉和面部肌肉放鬆。

深吸一口氣，默數5秒，覺察頭部、頸部和喉嚨的感受。

深吐一口氣，默數7秒，釋放壓力，擁抱寧靜。

注意這一刻你全身的感受。你很安全。你現在就在此處。

深吸一口氣，默數5秒，覺察身體的感受。

深吐一口氣，默數7秒，釋放壓力，擁抱寧靜。

盡可能覺察全身，當你準備好時，就可以睜開眼睛。

隨時可用的練習

完成身體掃描練習後：

你的身體覺得 ________________________________。

此刻，你對哪3件事覺得感恩？ ______________________

____。

在大自然中的2分鐘

2012年，日本研究所謂「森林浴」——也就是在樹林待上一陣子——對人的心理影響。結果發現，「森林浴」有助於減少焦慮、增強免疫系統，以及放大身體的舒適感。研究人員論定，無論是在城市公園或鄉野森林，接觸樹木都有益身心健康——只要經常接觸即可。科學家說，身處大自然之所以能減少焦慮，有部分要歸功於樹木釋放的芬多精。

隨時可用的練習

- 訂定目標，每天至少出門10分鐘。
- 找個有樹木的地方，無論是散步一小段、冥想、寫日記，或者呼吸大自然的氣息都好。
- 如果太陽有露臉，就抬頭看看天空，仔細感受陽光照在臉上的溫暖。
- 到戶外探險時，將手放在心臟上，大聲說出來或對自己默念這個宣言：「我可以控制我的感受，我選擇感受平靜。」請至少重複3遍。
- 當你練習這個方法時，請寫下你的經歷與感受。

你加入工具箱的2分鐘技巧：

第 4 章
緩解你的焦慮

生活太緊張時，我們有時很難知道如何安慰自己。其實有許多高敏感、共感力強的人，在小時候都沒學過如何自我舒緩。也許你的照顧者沒有抱著你，向你保證一切都會好轉；也可能是你在焦慮的照顧者身邊長大，他們自己的調適方法也都很有限。兒童會吸收照顧者的這些感受，不知不覺懷抱這些情緒長大，尤其是天生敏感的孩子。

當大腦快速運轉，身體開始變得緊繃，正是焦慮悄然而至的徵兆。這時，自我舒緩活動至關重要，因為身體的交感神經系統正在刺激壓力反應。發生這種狀況時，身體處於高度警戒狀態，頭腦迫使我們相信自己身處險境，但其實並非如此。自我舒緩練習有助於激化副交感神經系統（即「休息或消化」反應），幫助我們恢復身心平靜。

整全心理學家妮可 · 勒佩拉（Nicole LePera）博士建議，我們必須每天主動練習積極的舒緩方法，尤其如果我們童年時，不曾好好學習面對逆境的妥善處理措施[1]。自我舒緩的目的，是利用情緒意識和療癒練習／小物品來幫助身體恢復平衡狀態。不要只靠一種方式舒緩情緒，否則療癒效果會有所限制。請盡可能多培養靈活度，你便更能面對逆境，容忍不適，並信任自己能夠處理惱人的狀況。

行動中的療癒

這些自我舒緩項目可以在你極度緊張的狀況下使用，以幫助你面對焦慮。這一章將引導你發現，哪些具體的物品對你最有效。記住，你必須花點時間才能打造個人的治癒工具箱，因為你會慢慢覺察自己對擔憂、憤怒、悲傷和恐懼的反應。我建議你盡可能多方嘗試，看看哪些練習最有效，再整理成每日必備品清單。

1 《全人療癒：你就是自己最棒的治療師，400萬人見證的每日自我修復療程》，妮可．勒佩拉著，方智。

自我舒緩的隨身小物

- 遊戲小書。如連連看、迷宮遊戲書、《威利在哪裡？》等。
- 成人著色本。
- 風車。如果覺得心跳加速，請看著它穩定旋轉，有助於減緩急促呼吸。
- 美術用品。如紙和蠟筆、麥克筆或顏料。
- 有聲讀物或Podcast。
- 帶來安全感和寧靜的冥想音檔或影音檔。
- 吹泡泡用具。有助於放慢呼吸。
- 勵志短語書。有助於改善情緒，讓你平靜下來。
- 塑膠氣泡紙。
- 舒緩練習卡。例如，寫著呼吸法或肌肉放鬆法的記事卡。這些卡片可以提醒你，無論何時何地都要保持冷靜和專注。一旦找到對你有效的焦慮緩解方法，就寫在卡片上，隨時提醒自己。
- 咀嚼口香糖。研究發現，嚼口香糖的人普遍皮質醇濃度、壓力和焦慮程度都較低，並且有更高的警敏度和工作效能。研究指出，口香糖還能改善負面情緒，增加大腦的血液流動[2]。
- 冷毛巾。如果方便，請隨身攜帶一條冷毛巾，焦慮時就用來敷臉。低溫有助刺激迷走神經，啟動副交感神經系統。可以幫助你的身體變得較為平靜，也是分散注意力的好方法。如果你的體溫因為焦慮而上升，這種涼爽感極有幫助[3]。

- 調適卡。將你最喜歡的調適語句寫在索引卡或手機裡。例如：「我能應付」或「這種感覺會過去」。
- 精油。如薰衣草、佛手柑和乳香，這些都能緩解焦慮。
- 眼罩。
- 指尖陀羅。
- YouTube或類似網站的搞笑影片。
- 閃光舒壓瓶（Glitter Jar）。可以提供撫慰情緒的視覺刺激。
- 治療焦慮的植物維生素或補充劑。例如鎂、4-氨基丁酸（GABA）、甘草根、南非醉茄、Omega-3脂肪酸、維生素B群和L-茶氨酸。服用任何補充劑之前，都請先諮詢醫生。
- 草藥滴劑或鼻噴劑。
- 熱茶。一定要選擇能夠治療焦慮的風味，如洋甘菊、薄荷、檸檬香蜂草、薰衣草、玫瑰花瓣和抹茶。
- 冰袋。冰冷的溫度可以化解經常伴隨焦慮而來的解離感，並且能立刻緩解皮質醇濃度升高的問題。

2 〈咀嚼口香糖可緩解消極情緒，並在急性實驗室心理壓力下降低皮質醇濃度〉（Chewing Gum Alleviates Negative Mood and Reduces Cortisol During Acute Laboratory Psychological Stress），A. Scholey 等人共同發表於《生理學和行為學》（*Physiology & Behavior*）第 97 卷第 3 至 4 期（2009 年 6 月）的第 304 至 312 頁，doi: 10.1016/j .physbeh.2009.02.028。

3 〈冰冷刺激活絡健康人士迷走神經的影響：隨機對照試驗〉（Effects of Cold Stimulation on Cardiac-Vagal Activation in Healthy Participants: Randomized Controlled Trial），M. Jungmann 等人共同發表於《JMIR Formative Research》期刊第 2 卷第 2 期（2018 年 10 月）e10257，doi:10.2196/10257。

- 寫日記。寫下任何負面的想法，或想到什麼就寫什麼，不要管邏輯或合理性，把腦中所有想法全倒出來。也可以用日記記錄你焦慮時最有幫助的調適宣言。
- 你的支援系統名單。上面至少列出一個安全幫手的名字和通訊方式。
- 帶有舒緩精油香味的潤膚乳。薰衣草香味的乳液可以創造和緩、寧靜的氛圍。
- 磁性指尖環。這些閃亮的指環放在桌面是有趣的玩具，也很適合隨身攜帶。放在辦公桌上、開會、通勤或做作業時，這些小物都能用來鎮定和緩解壓力。
- 迷你按摩器。
- 讓你感到平靜或進入快樂回憶的音樂。
- 降噪耳機。
- 薄荷糖。吃顆薄荷糖或嗅聞薄荷產品的香味，有助緩解疲勞和噁心。因為動用到味覺和嗅覺，也能將你帶回當下。
- 讓你有安全感的人的照片，或對你有安撫作用、想起快樂回憶的地點的照片。
- 雪花球模型。看到這些雪花球可以幫助平撫心情。
- 可以扣在手腕上或用來擺弄的橡皮筋或手環。
- 魔術方塊。
- 轉換呼吸項鍊（Shift breathing necklace）。這種項鍊透過減

緩吐氣速度（有助於減緩心跳），幫助你改善呼吸。鍊子接著金屬管狀墜飾，如果開始覺得喘不過氣，只要向管子吐氣就能減緩心跳速度。開口的尺寸和雙開氣孔，為吐氣提供了理想阻力。

- 史萊姆。
- 小沙包。玩沙可以讓人大幅放鬆，減低焦慮，增加對當下的注意，並鎮定心靈，減少壓力，讓自己喘口氣。
- 任何軟軟的舒壓玩具。
- 壓力球。
- 填充玩偶。
- 水。慢慢喝，專注於味覺、嗅覺和溫度。
- 重力毯。
- 手機上或小本子上的文字或數字遊戲，可以暫時分散大腦的注意力。
- 忘憂石。忘憂石是光滑、拋光的寶石，通常呈橢圓形，有一個拇指大小的凹痕，可用於緩解焦慮。拇指在石頭上來回移動的動作，可以幫助你減輕壓力。
- 編織或鉤織用的紗線。

芳療

提醒！

切記，精油具有強大效力，因此使用時必須謹慎。每個人對精油都有不同反應。以下資訊僅具教育意義，不能取代醫療建議。

你可能納悶，最近精油到底在夯什麼？這麼說吧，如果你覺得緊張，某些氣味可以改善你的情緒，促進活力，並減少壓力和焦慮。芳療是全人療法，用天然植物提取物（精油）當作醫療方法。研究指出，芳療可以有效幫助控制疼痛，緩解壓力，甚至改善睡眠[4]。

某項研究顯示，芳療幫助加護病房的病患立即改善焦慮的情況，變得更加正面。這就說明了當我們接觸到芳療之後，嗅覺的影響有多強大[5]。

人體可以透過皮膚毛孔、或鼻子吸氣來吸收精油。因為精油效力強大，用椰子油或植物油等基底油塗抹皮膚時，只需加入幾滴稀釋的精油即可。當壓力或焦慮是因為日常事件而起時，可能只需要精油就能恢復平衡。科學家認為，精油之所以有效，是因為其傳送化學訊號給大腦中影響心情和情緒的部位。儘管光靠這些香味無法帶走所有壓力，但香氣可以幫助你放鬆。已知能緩解壓力的精油包括薰衣草、洋甘菊、玫瑰水、香檸檬、快樂鼠尾草、檸檬、橙花、玫瑰和依蘭依蘭（ylang-ylang）[6]。

檢查品質

尋找製作無添加物純精油的優良信譽廠商很重要。有些昂貴精油可能會添加植物油，這也很正常。要注意的是其他添加物，因為你更有可能對這些成分產生過敏反應。美國約翰霍普金斯大學指出，「如果你有異位性皮膚炎，或曾對外用產品過敏，就更可能出現不良反應。因為純正的精油具有強效，用基底油（如椰子油或植物油）稀釋，是避免直接塗抹皮膚時出現不良反應的最佳方法[7]。」

4 〈芳香療法治療術後疼痛的評估：先期研究〉（Evaluation of Aromatherapy in Treating Postoperative Pain: Pilot Study），Jung T. Kim 等人共同發表於《Pain Practice》期刊第 6 卷第 4 期（2006 年 11 月）的第 273 至 277 頁。

5 〈芳療法對加護病房病患的壓力和睡眠品質的影響：一個非隨機對照試驗〉（The Effects of Aromatherapy on Intensive Care Unit Patients' Stress and Sleep Quality: A Nonrandomized Controlled Trial），Eun Hee Cho 等人共同發表於《基於證據的補充暨另類療法》（*Evidence-Based Complementary and Alternative Medicine*）2017 年版（2017 年 12 月），2856592. doi:10.1155/2017/2856592。

6 〈精油對中樞神經系統的影響：心理健康面〉（Effects of Essential Oils on Central Nervous System: Focus on Mental Health），Lorena R. Lizarraga-Valderrama 發表於《心理治療研究》（*Psychotherapy Research*）第 35 卷第 2 期（2021 年 2 月）的第 657 至 679 頁。

7 〈芳香療法：精油真的有用嗎？〉（Aromatherapy: Do Essential Oils Really Work?），2020 年 9 月 20 讀取於約翰霍普金斯大學（Johns Hopkins University）網站，https://www.hopkinsmedicine.org/health/wellness-and-prevention/aromatherapy-do-essential-oils-really-work。

雖然不常見，但如果使用精油後出現刺激性或過敏反應（如皮膚發紅、發癢、起疹子或蕁麻疹），請去看醫生。無論是外用還是芳療，建議從1到2滴開始使用。一旦你準備好，隨時可以再加1滴。記住，一點點就夠了！精油可以塗抹在身體多數部位，但要注意敏感部位。不要塗在眼睛、耳朵、鼻子或其他皮膚敏感的地方。你也可能發現，精油塗在某些部位更有效果。

選購正確的精油

閱讀標籤

精油應該清楚標示製造精油的植物俗名和拉丁學名，列出配方中所有成分，標明植物生長國，並強調是「100%純精油」。避開「香精油」（Essence Oil）或「香料油」（Fragrance Oil）的標籤。這些假油是由精油與化學物混合，或純粹由化學物製成。絕對不要購買！請只找最純淨的單一精油產品（100%的精油，沒有添加物）。

評估公司

購買前一定要先評估生產公司，產品要有良好聲譽，至少有幾年的歷史。並瞭解供應商是否自己蒸餾精油。最好的精油是改變最少的產品，也就是沒有額外加壓或加熱。這種產品的療效最佳。

檢查瓶子

購買純精油時，要確保瓶子是深色（通常是琥珀色）玻璃瓶。深色瓶子較佳，因為光線和溫度會損毀精油。使用玻璃瓶也很重要，因為純精油濃度高，會漸漸溶解塑膠瓶，繼而汙染精油。

比較價格

一定要檢視你考慮購買的精油價格。有些純精油價格高昂，因為原料的收成、生產成本都會影響賣價。玫瑰精油或檀香精油較貴，甜橙精油則相對便宜。如果你發現本來昂貴的純精油價格低廉，很有可能是假貨。

用芳香療癒

- 在枕頭套上滴一小滴薰衣草精油助眠。
- 在皮膚上塗抹精油香味的乳液。
- 在2杯水的水量中滴入2到3滴你最愛的鎮靜精油，加以攪拌。用棉布沾這些水，擰乾之後，放在臉部和頸部。棉布可以用密封容器放在冰箱，以便之後使用。
- 將1到2滴精油滴在棉球或布上。嗅聞香味，沉浸在平靜的氛圍中。可以把棉球或布放在汽車出風口、健身袋或枕頭套上。
- 把精油放入擴香器！擴香器會將精油逸散到空氣中，讓各處都充滿你選擇的自然香味。使用擴香器的最佳方式是在夜間使用，幫助你入眠。有些擴香器可以持續12個小時。

- 周邊配件是日常使用芳療法的另一種方式。有些項鍊、手環和鑰匙扣用特殊吸收材料製成，可以塗上精油，讓你整天都有好氣味。
- 滴幾滴你喜歡的精油在手心。手摀住嘴、鼻子，然後吸氣，做3次緩慢的深呼吸。如有需要，可重複進行。
- 聞香棒是另一種吸聞喜愛精油的方法。這些可攜式塑膠棒有一個中芯可以吸收精油，甚至還配有蓋子，保持香味新鮮。
- 如果你正在享受按摩，請使用你最喜歡的鎮靜油。許多按摩和水療中心都會用精油來創造放鬆又寧靜的環境。

其他可以嘗試的精油

試著用薄荷油提高情緒和動力。此外，檸檬等柑橘類香氣也被認為有助於改善情緒和能量。

有療效的舒緩工具

科技也能幫助我們改善焦慮，如果你正在對付焦慮，試著瞭解哪種類型的應用程式、影片和社群媒體對你有療效。以下提供治療焦慮的應用程式、社群媒體專家、書籍、影片、線上課程等，希望能進一步幫助你恢復心理健康。

優選心理健康應用程式

- 10 Percent Happier
- Anxiety Relief Hypnosis
- Aura
- Brain.fm
- Breath Ball
- Breathe+Simple Breath Trainer
- Breathe2Relax
- Breathe to Relax Pranayama App
- Breathly
- Breathwrk
- Breethe
- Buddhify
- Calm
- DARE
- Fabulous
- Fear tools
- HabitBull
- Happier
- Headspace
- HitomiNow
- iBreathe
- INSCAPE
- Insight Timer
- Kardia
- Liberate
- Mind Ease
- Mindshift CBT
- Moodfit
- MoodMission
- Moodnotes
- Moodtools
- MyStrength
- Nature Sounds Relax and Sleep
- Panic Relief
- Personal Zen
- Power of Calm
- PTSD Coach
- Rootd
- Sanvello
- Shine

- Simple Habit
- Simply Being
- Smiling Mind
- Steady
- Stop, Breathe & Think
- Streaks
- SuperBetter
- The Breathing App
- The Mindfulness App
- Wim Hof Method

愛麗森的25本焦慮療癒書單

- 《當焦慮來臨時：走出喪慟的情緒，踏上療癒之路》，作者是克萊兒・畢德威爾・史密斯，商周。
- 《焦慮發生時：尋找心靈平靜的52種方法》（*Anxiety Happens: 52 Ways to Find Peace of Mind*），作者是約翰・P・佛西斯（John P. Forsyth）與喬治・H・艾弗特（Georg H. Eifert）。
- 《擁抱焦慮，親愛的你會好好的》，作者是吉兒・P・韋伯，高寶。
- 《果敢：結束焦慮和停止恐慌症發作的新方法》（*Dare: The New Way to End Anxiety and Stop Panic Attacks*），作者是巴瑞・麥當納（Barry McDonagh）。
- 《辯證行為療法工作手冊：透過學習如何管理自己的情緒，來克服焦慮的四項DBT技能》（*Dialectical Behavior Therapy Workbook: The 4 DBT Skills to Overcome Anxiety by Learning*

How to Manage Your Emotions），作者是大衛．勞森（David Lawson）。

- 《別讓猴子控制你的情緒大腦：打破焦慮迴圈，找回人生掌控權》，作者是珍妮佛．夏農，如果。
- 《感覺更好：青少年的CBT工作手冊：基本技能和活動，幫助你管理情緒，提高自尊，征服焦慮》（*Feeling Better: CBT Workbook for Teens: Essential Skills and Activities to Help You Manage Moods, Boost Self-Esteem, and Conquer Anxiety*），作者是瑞秋．哈特（Rachel Hutt）。
- 《放掉頭腦吧！你就是你的念頭——跳出惡念，奪回你每一個念頭！》，作者是珍妮．艾倫，商周。
- 《如何克服社交焦慮》（*How to Be Yourself: Quiet Your Inner Critic and Rise Above Social Anxiety*），作者是埃倫．亨德里克森（Ellen Hendriksen）。
- 《全人療癒：你就是自己最棒的治療師，400萬人見證的每日自我修復療程》，作者是妮可．勒佩拉，方智。
- 《消極的自我對話以及如何改變》（*Negative Self-Talk and How to Change It*），作者是沙德．黑姆斯泰特（Shad Helmstetter）。
- 《重新訓練你的大腦：7週認知行為療法》（*Retrain Your Brain: Cognitive Behavioral Therapy in 7 Weeks*），作者是賽

思．吉利漢（Seth J. Gillihan）。

- 《重塑你焦慮的大腦：如何利用恐懼的神經科學來結束焦慮、恐慌和憂慮》（*Rewire Your Anxious Brain: How to Use the Neuroscience of Fear to End Anxiety, Panic, and Worry*），作者是凱瑟琳．M．彼特曼（Catherine M. Pittman）。
- 《焦慮與恐懼自我療癒手冊》，作者是埃德蒙．伯恩，心理。
- 《平靜的化學》（*The Chemistry of Calm*），作者是亨利．艾蒙斯（Henry Emmons）。
- 《高敏感族自在心法：你並不孤獨，只是與眾不同》，作者是伊蓮．艾融，生命潛能。
- 《你並不需要完美》（*The Perfectionism Workbook: Proven Strategies to End Procrastination, Accept Yourself, and Achieve Your Goals*），作者是泰勒．紐恩德普（Taylor Newendorp）。
- 《當下的力量：通往靈性開悟的指引》，作者是艾克哈特．托勒，橡實。
- 《放鬆與減壓手冊》（*The Relaxation and Stress Reduction Workbook*），作者是瑪莎．戴維斯（Martha Davis）、伊麗莎白．羅賓斯．艾舍爾曼（Elizabeth Robbins Eshelman）與馬修．麥凱（Matthew McKay）。
- 《防範壓力的大腦：利用正念和神經元可塑性掌握你對壓力的

情緒反應》（*The Stress-Proof Brain: Master Your Emotional Response to Stress Using Mindfulness and Neuroplasticity*），作者是梅蘭妮．葛林柏格（Melanie Greenberg）。

- 《焦慮是禮物：24個練習，學習自我治癒技巧，擁抱真實的自己》，作者是雪瑞兒．保羅，時報。
- 《我們的女兒怎麼了？：心理學博士給家長的解憂手冊，陪伴現代青少女與壓力共處，化解焦慮，度過情緒平衡的快樂青春期》，作者是麗莎．達摩爾，高寶。
- 《當恐慌來襲時》（*When Panic Attacks: The New, Drug-Free Anxiety Therapy That Can Change Your Life*），作者是大衛．伯恩斯（David D. Burns）。
- 《心理韌性：如何在壓力和變化環境下做出明智決策》（*Widen the Window*），作者是伊莉莎白．A．斯坦利（Elizabeth A. Stanley）。
- 《憂慮的伎倆：你的大腦如何欺騙你期待最壞的結果，以及你能做些什麼》（*Worry Trick: How Your Brain Tricks You into Expecting the Worst and What You Can Do About It*），作者是大衛．A．卡伯諾（David A. Carbonell）。

製作你的自我舒緩箱

這個箱子應該要有能夠舒緩你情緒的有形物體。我建議放置各種刺激感官的物品，有助於你將思想集中在焦慮以外的事物。請試著尋找可以嗅聞、觸摸、看得見、能夠品嘗的東西。小件模型或便於攜帶的物品可能比較方便，尤其是對旅行特別容易感到壓力或焦慮的人。記住，這是你的自我舒緩箱，只要符合你個人需要即可。

水

水有療效的理由眾多，包括能夠減少恐慌的症狀。我們都知道攝取充足的水分很重要，水的清涼感也可以安定心神，並在你感到焦慮時，讓你有個東西可以關注。定時喝水也是保持呼吸節奏穩定的好方法。在自我舒緩箱裡放個小杯子或一小瓶水，溫和提醒自己記得喝水。

可觸摸的物品

有形的物體能幫助我們分散注意力到雙手。這些東西包括史萊姆、指尖陀螺和壓力球。它們摸起來不但讓人心滿意足，還能促進肌肉放鬆，繼而活絡副交感神經系統，減少焦慮。

刺激感官的物品

想一想，哪些東西可以喚起你的嗅覺？可以在自我舒緩箱內放入精油，就看你喜歡哪些氣味。像是用於安定心神的薄荷，以及用來放鬆、舒緩的薰衣草或玫瑰。香氛蠟燭也是個好選項，可以讓你專注於嗅覺，回到當下。持續使用這些氣味舒緩心情，後來你就能自然而然地聯想到放鬆，增加療癒效果。

積極的打氣卡（Affirmation Cards）

製作正向的打氣卡放進自我舒緩箱。把最有療效的打氣短語寫在卡片上，當你覺得壓力很大或感到焦慮時，大聲讀出來會有幫助。

支持你、給你安慰的信件

另一個可以帶來平靜的自我舒緩物品，是朋友或家人寄來的信件或卡片。看到別人用他們的角度寫下你的優點，就足以令你感到寬慰。如果你面對困境時，容易因親友的情感支持或疏遠的態度產生強烈的情緒，這個物品就超級有效。

名言卡

名言卡是創造身心平靜的絕佳自我舒緩物品。請蒐集你最喜歡的電影、書籍、詩人或你在社群媒體上所關注帳戶的打氣名言。

療癒書籍

從先前的列表或其他書籍中，選出對你最有療效的書，並放入舒緩箱。當你特別需要自我舒緩時，記得讀幾頁療癒書籍的內容。

乘載回憶的物品

留下那些能喚起你正面回憶的人或地方的照片，也許能派上用場。這些照片提醒你，痛苦時可以求助哪些對象，以及生活其實有很多不同的時刻，不必只聚焦在某段時間的焦慮心態。這些照片也能提醒你，自己已經有多長足的進步，又有多少能力可以向前邁進。年齡增長和生活有所進展的簡單事實，有助於減少你必須「不斷達標」和「變得更好」的壓力，這往往能解除最初浮現的焦慮或恐慌。

上網搜索的關鍵詞

在Google輸入這些關鍵詞，進一步瞭解哪些自我舒緩工具對你最有效！

- 焦慮的自我舒緩工具（Self-soothing tools for anxiety）
- 適合恐慌症的自我舒緩工具（Self-soothing tools for panic attacks）
- 焦慮發作時如何安撫自己（How to self-soothe through an anxiety attack）
- 恐慌症發作時如何安撫自己（How to self-soothe through a panic attack）
- 緩解焦慮的最佳舒緩物品（Best soothing items for anxiety relief）
- 減緩焦慮的療癒小物（Soothing items for anxiety）
- 什麼是自我舒緩？（What is self-soothing?）

你加入工具箱的自我舒緩小物：

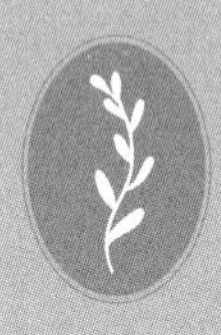

Part II
緩解焦慮的心理技巧

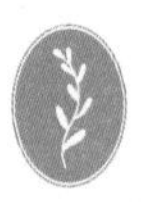

第 5 章
自我對話的方法

內在的大明星練習

當你感到極度焦慮時，以不同的方式與自己對談很重要。每個人都有一個「內在的大明星」幫助他們渡過難關，但這個聲音常常被焦慮情緒箝制。現在，是時候讓我們心裡的大明星「發聲」了！我指的就是字面上的意思。這個「內在的大明星」練習，分成5個不同的療癒腳本，你可以用自己的聲音、或請讓你有安全感的人來閱讀並錄音，在冥想時作為引導使用。你可以在通勤、散步、開車，或任何你特別需要療癒的時候聆聽。在任何情況之下，這種自我對話技巧，都有助於焦慮的大腦從消極的思維方式，轉為更理性、積極的心態。

療癒腳本

你可以用以下5個範例腳本完成練習。

- 「身體放鬆」。
- 「呼吸」。
- 「此時此地」。
- 「快樂的地方」。
- 「晨間冥想」。

「身體放鬆」

請開始閱讀以下的放鬆腳本：

找到舒適的坐姿，開始冥想。用鼻子深吸一口氣，2、3、4……然後用嘴吐氣，2、3、4……如果可以，利用這個時間閉上眼睛，再次深吸一口氣時，專注覺察身體的感受，2、3、4……然後吐氣，2、3、4……
身體開始放鬆，壓力逐漸消失，肩膀向前拱，再將肩膀往後挺。重複一次……肩膀向前拱……肩膀往後挺。
專注於身體的感覺，用鼻子再做一次深吸氣，2、3、4……然後用嘴巴吐氣，2、3、4……
接下來伸展雙臂，張開雙手，舉到頭頂。張開十指，雙臂盡量往上伸……

現在放鬆雙手，放下手臂……

專注覺察身體的感受，用鼻子再深吸一口氣，2、3、4……

然後用嘴巴吐氣，2、3、4……

現在肩膀放鬆，把肩膀放下，遠離耳朵……

放鬆下巴，下巴微微下垂……舌頭不用放在口腔頂部……上排牙齒盡量不接觸下排牙齒。

進入寧靜的狀態時，覺察身體變得靜止……用鼻子深吸一口氣，2、3、4……然後用嘴吐氣，2、3、4……

重覆對自己說：

現在我的身體在這裡很安全。

現在我的身體在這裡很安全。

現在我的身體在這裡很安全。

我比自己想像中堅強，我會度過這個難關。

我比自己想像中堅強，我會度過這個難關。

我比自己想像中堅強，我會度過這個難關。

深吸一口氣，2、3、4……然後吐氣，2、3、4……

我相信我自己，我相信我的呼吸。

我相信我自己，我相信我的呼吸。

我相信我自己，我相信我的呼吸。

一切都會好起來。你需要這麼做。呼吸就對了。
一切都會好起來。你需要這麼做。呼吸就對了。
一切都會好起來。你需要這麼做。呼吸就對了。
感受這一刻的靜謐與平和。這一刻……你的身體是愛……你的身體很平靜……你的身體正在休息……再用鼻子深吸一口氣，2、3、4……用嘴吐氣，2、3、4……

「呼吸」

請開始閱讀以下的放鬆腳本：

現在，花1秒歡迎自己專注這一刻……祝賀自己花時間留心當下，進入腦中寧靜、安全的空間。
一開始，先觀察自己的狀態，並且調整呼吸。用鼻子深吸一口氣，數到4，屏息2秒，然後用嘴吐氣，數到7，覺察身體的感受和緊繃，並且感受自己的情緒。覺知、接受情緒，任其存在。當下的情緒都真切存在著。你在這些情緒中都很安全。覺察、接受各種心情。
現在，把注意力放到呼吸上。注意呼吸，吸氣時腹部隆起，吐氣時腹部下沉。在這一刻，你很安全。在這一刻，你活著，呼吸著。用鼻子慢慢吸氣，默數到4，用嘴吐氣，默數到7。當你正常、自然呼吸時，感受腹部的起伏。你現在很安全。你的心放慢速度，在這一刻找到寧靜和自在。如果你的思緒恍神，就慈悲地、溫柔地記下「恍神」這件事，再回到呼吸。開始深入身、心靜止狀態，可能會出現焦慮的想法、擔憂或恐懼……記住，那只是想法、擔憂或恐懼，無法傷害你。你現在，在當下這一刻，很安全。

有意識地慢下來，專心注意你的呼吸……一次吸一口氣，一次吐一口氣。現在，把注意力放在身體，探索你正在經歷的感覺、想法和情緒。無論你的身體、心靈有什麼感覺，都要接受，順其自然。

只要聽著我的聲音。偶爾有想法出現也不要擔心，只要把注意力放回呼吸上。讓自己穩定和平靜。全身放鬆，關注身體，覺察到完全靜止的重要性。

用鼻子吸氣，用嘴吐氣時，覺察腹部的動作。專心感覺腹部輕輕地隆起和下沉。每呼吸一次，就感覺腹部擴張，吸氣……吐氣。

現在，把注意力轉移到胸口。隨著每一次呼吸，覺察胸部的輕柔起伏。注意力集中在呼吸，繼續讓自己處於平靜的狀態。

我們學會接受事物的本來面貌，就會發現恐懼只是憑空想像。現在，此時此刻，沒有什麼可以傷害你。你就處於你該在的地方。

「此時此地」

請開始閱讀以下的放鬆腳本：

開始冥想前，先做3次深呼吸……用鼻子吸氣，然後用嘴吐氣……
吸氣……1、2、3、4。
吐氣……1、2、3、4。
吸氣……1、2、3、4。
吐氣……1、2、3、4。
吸氣……1、2、3、4。
吐氣……1、2、3、4。
環顧四周，開始用視覺關注你能看到的5樣東西。你注意到3種不同的形狀是什麼？觀察周圍，描述你看到的顏色。
接下來……在你周圍找到4件可以碰到的東西。注意你能觸摸的東西是什麼質地？用指尖輕輕劃過手臂內側。

感受空氣拂過你的皮膚。赤腳走在草地上，注意雙腳有什麼感覺。覺察你的衣服，以及衣服貼在身上的感覺。你的褲子和襯衫是什麼觸感？熱、冷、尖銳、堅硬、柔軟——有許多觸感可以體驗。

繼續，深吸一口氣……2、3、4……吐氣……2、3、4。

如果可以，請閉上眼睛，聆聽3種聲音，各種聲音都可以。也許你聽到汽車駛過、肚子咕嚕叫、風聲、或者人們講話的聲音。無論如何，專心聆聽你能聽到的3種聲音。

再深吸一口氣……用嘴巴長嘆一口氣。

現在留意嗅覺，描述聞到的2樣東西。如果需要散步找氣味也可以。也許你能聞到蠟燭燃燒、浴室裡的肥皂、洗衣機裡的衣服、或外面的空氣。

接下來是味覺。嘴裡有什麼味道嗎？味道像什麼？口香糖、薄荷、咖啡還是其他味道？找一些手邊的小東西，例如一塊巧克力或水果，專心注意這個味道。是甜的、酸的，還是苦的？只要好好關注味蕾如何反應。

深吸一口氣……2、3、4……然後吐氣……2、3、4……提醒自己，現在這一刻你很安全。你活著，呼吸著。

「快樂的地方」

請開始閱讀以下的放鬆腳本：

冥想練習的一開始，先用鼻子深吸一口氣，默數到4，用嘴吐氣，默數到7，覺察腦中的想法，觀察它們的到來，然後觀察自己放開這些想法⋯⋯身體漸漸放鬆，呼吸也變得緩慢、平靜。

這一刻只要呼吸和傾聽⋯⋯只要呼吸和傾聽⋯⋯留意呼吸，吸氣時，腹部隆起，吐氣時，腹部下降，深沉又放鬆⋯⋯感受身體越來越放鬆，讓思想慢下來⋯⋯四肢變得鬆軟，頭腦也變得平靜。

如果可以，閉上眼睛⋯⋯做不到也沒關係⋯⋯只要注意呼吸，再用鼻子深吸一口氣，默數到4，屏息數到3，用嘴吐氣，默數到7⋯⋯讓自己完全放鬆。

繼續呼吸時，發揮想像力，想像一個快樂的場景⋯⋯想像自己在這個「快樂的地方」。可能是你去過的地方，也可能是你在腦中創造的地方⋯⋯這個地方怡人、平靜⋯⋯完全不會感到焦慮⋯⋯呼吸、聆聽時就想像這個地方。

呼吸深入腹部，吸氣時，腹部隆起，吐氣時，腹部下沉。

想像自己在「快樂的地方」，那裡溫暖舒適，你不由自主地微笑。身邊都是讓你感到快樂和舒緩的物品。花點時間，在你的腦中創造這個場景。你看到什麼？注意到什麼顏色？有誰和你在一起？也許只有你，太棒了。

想像那個地方，在你的腦中清楚看到。多美妙的地方，對吧？你很快樂。你很健康。你很安全。

再深吸一口氣，吐氣時，讓自己感到更舒服、更放鬆……再慢慢吸一口氣，默數到4……吐氣時，讓自己感受到「快樂的地方」的喜悅和寧靜。讓自己覺得完全放鬆。完全的平靜。完全敞開心房。覺察自己在安全的地方，沒有焦慮……沒有事物會傷害你。

現在，好好看看這個地方……記住這個景象。想像每個細節。記住，將來感到焦慮時，可以閉上眼睛，深呼吸，讓自己笑著想起你為自己打造的快樂之處，那是一個沒有焦慮的地方。

保持這種寧靜喜悅的感覺，深吸一口氣……吐氣時，聆聽呼吸聲……吸氣、吐氣……提醒自己，現在你很安全，你在這個特別的地方沒有危險。這裡已經沒有焦慮……

準備好之後，就開始動動腳趾和手指……慢慢睜開眼睛，微笑，繼續留意呼吸……

檢視自己的狀況……感覺如何？以後開始覺得焦慮，就隨時想想這個快樂的地方。想體驗全然放鬆的時候，就練習這個冥想。傾聽心聲、呼吸……
享受這一天……

「晨間冥想」

請開始閱讀以下的放鬆腳本：

今天睜開眼睛之後，花點時間吸進新的活力，吐出舊的氣息。花點時間振作精神，即使你還沒完全醒來。今天是新的一天，充滿新的可能性。
你醒來的每一個早晨，都可以選擇你想如何展開這一天……
可以選擇今天的心態……
這個早晨可能充滿挑戰，人生充滿困境，但你可以克服……
現在關注自己好不好，深呼吸時傾聽心聲。
如果你發現對自己或他人有批判性的想法，可以練習將批判轉化為認可的陳述（Validating Statement）。
如果你發現，腦中出現像是「我好失敗」的想法，請將批判轉為自我認可，默想或大聲地說：「進步和改變需要時間和練習，現在我選擇有耐性，對自己發揮同理心。」

向自己的身、心保證，你正走在復原的道路上。相信你會迎向對自己最好的未來。你的人生充滿各種可能，你的想法、選擇和行為，都會塑造出你想要、也應得的人生……即使遇到挫折也不會改變。

一天剛開始時，想想你感激的每件事情。深吸一口氣，專心思考此刻你感激的3件事。感恩會帶來喜悅和心靈的平和。哪3件事帶來慰藉？哪3件事帶來寧靜？哪3件事帶來安全感？

深吸一口氣……2、3、4……然後吐氣……2、3、4……

今天是新的一天，新的一天帶來新的可能。問問自己，我今天想要有什麼感覺？我要如何充分利用這一天？對自己重複這句話：當我展開新的一天，我意識到自己可以控制局面。

深吸一口氣……2、3、4……吐氣……2、3、4……

專注呼吸時，決定這一天的目的，完成以下的句子：「我打算……」也許打算給予更多關愛、放手、靜坐，或只是活著。

展開這新的一天，想想你決定放下的事情。你今天選擇放下什麼？是覺得自己不配？憂慮？懷疑？憤怒？愧疚？

無論你選擇了什麼，記住，你站在自己這一邊，你今天值得被愛。今天由你控制。

掙脫負面想法：利用自我對話打破負面循環

深陷在焦慮抗戰中，表示你可能有揮之不去的負面思維模式。這種負面循環（Negativity Loop）不但讓人無所作為，也覺得自己無法掙脫。造成這種思維模式的原因，往往與過度挑剔的自我對話有關，繼而導致慢性壓力，逐漸提高罹患精神、身體疾病的風險。內心批評的聲音讓人懷疑自己，然後影響自尊、信心和人際關係的品質。這樣的自我對話有可能成為某種自我懲罰，我們因此覺得自己沒用、愚蠢、無價值、失敗。但奇怪的是，我們認為可以對自己說這種話，卻絕對不會用同樣的態度面對朋友或親愛的人。

那麼，該如何打破這種負面循環呢？首先，你必須努力辨識對你有害的負面自我對話。然後，理性地分析這些想法，用更健康、更精準的思維取代。記住，全靠自己並不容易。如果焦慮已經影響你的日常生活，請向住家或公司附近的諮商師尋求協助。

自我對話技巧

肯定句

肯定句是簡短、有力的陳述，能幫助你有意識地控制想法。我們對自己說的話或想法可能很負面，這不會創造好的經驗。為了真正改變人生、治癒焦慮，我們必須重新訓練積極的思考及說話模式。

肯定句是謹慎構建的陳述，能夠影響日常生活。當你說出或思考肯定句時，它們就成為塑造現實的想法。研究指出，我們每天大約有6200個有意識的想法，如果你有焦慮症，其中可能有許多是負面想法[1]。大腦容易專注於負面思考，反覆「播放同樣的歌曲」。若能夠練習有意識地正面思考，比較容易控制威脅著要主宰大局的負面想法。

露易絲·賀（Louise Hay）是深具影響力的療癒大師，也是肯定句療法的先驅，她一生致力於教導人們使用肯定句自我療癒。露易絲·賀指出：「肯定句能打開大門。透過有意識地選擇字句，能夠幫助我們消除生命裡的某些東西，或有助於創造新事物，踏上轉變的道路起始點。」[2]

積極使用肯定句時，你就正在告訴潛意識：「我承擔責任，我知道我可以做些什麼來改變。」你的每個念頭、說出來的每一個字都是肯定。我們所有的自我對話，以及內心的對白，就是一連串的肯定句。你正在用每個字、每個念頭來肯定和創造你的人生經驗。

記住，你的想法就是你的信念。你的信念，來自於你小時候學到的慣性思考模式，它可能對你有正面或負面的影響。負面的思考模式會限制你的能力，讓你無法說出想要的事物。而肯定句則幫助你更密切留意自己的想法，開始消除那些創造出你不想要的生命經驗的念頭。

何時使用肯定句

使用肯定句沒有正確或錯誤的時間，但有些專家說，早晨使用肯定句的好處可能更大 。當你這麼做，就有機會以正面心態有效地展開新的一天。晨間肯定句也可能有助於甩掉負面情緒，阻止大腦只想著即將面對的困難。一整天持續使用肯定句，並保持此種思維模式相當重要。要有效地練習，方法之一就是將這些句子寫在索引卡或便利貼上，放在你常看得到的地方，例如，浴室鏡子、電燈開關或冰箱。

如何發揮肯定句的功效

- 用現在式來寫肯定句，並用肯定句敘述你的生活，彷彿你已經擁有想要的東西。這能幫助你的大腦想像結果。例如，你可以說：「我有個充滿愛和喜悅的豐富人生。」而不是：「我以後會從別人身上找到愛，繼而創造快樂的生活。」

---

1 〈Brain Meta-State Transitions Demarcate Thoughts Across Task Contexts Exposing the Mental Noise of Trait Neuroticism〉，J. Tseng 與 J. Poppenk 發表於《自然通訊》（*Nature Communications*）期刊第 11 期（2020 年 7 月），文章編號 3480，https://www.nature.com/articles/s41467-020-17255-9。

2 《我是美好的：學習使用肯定句療癒自己》，露易絲．賀著，遠見天下文化（已絕版）。

- 字句簡潔。簡短、貼心的自我對話更好記。
- 不使用負面文字，只用正面詞彙。不要在陳述中使用否定句，與其說「我不會對自己說刻薄的話」，不如說「我接受自己的一切，而且這麼做很值得。」
- 有意義。確保這些肯定句對你有意義，能引起你的共鳴，並在每個層面都能傳達訊息。

某些居家以外的環境已經證明容易使人產生焦慮的思考模式，以下這些例子，是在這些環境中可能有幫助的肯定句。

鎮定心神的基本自我對話

經歷焦慮時，我們對自己說的許多話，其實都會讓我們更加焦慮。這時，你可以對自己說的舒緩話語有：

- 「這種感覺會過去。」
- 「我會度過這個難關。」
- 「我現在很安全。」
- 「我現在感到焦慮，但我很快就會平靜下來。」
- 「我可以感覺到心跳逐漸減慢。」

不同環境的自我對話

在餐廳

此刻我很安全。

這種感覺只是暫時的……等等就會過去。

我想吃多久就吃多久，別人會理解。

我可以做困難的事情，儘管焦慮說我做不到。

你就坐在自己的位子上，你可以控制一切。

如果你需要上洗手間，就在那兒。

我可以選擇專心吃眼前的食物，把注意力放在身邊的同伴上。

放鬆，記得，你做得很好。

我比我想像中堅強。

我可以感到焦慮，但仍然可以處理這個問題。

我不依戀這家餐館。如果我需要新鮮空氣，可以出去透透氣。

我可以一步一步處理這個狀況。

在醫院

我選擇來這裡。無論結果如何，我都夠堅強，可以撐過去。

在這一刻，我是安全的、有力量的。

我以前熬過去了，現在也會撐下來。

我比我想像的還要堅強，一定會度過這個難關。

來到醫院覺得緊張也沒關係，這是正常反應。

我相信我自己，我相信我的呼吸。

一切都會好起來。呼吸就對了。你需要呼吸。

醫生是為了幫助我，這件事並不危險。

我能做到焦慮說我做不到的困難任務。

就算發生任何事情，我也在最好的地方。

開車、乘車時

我信任這次乘車，相信我會到達目的地。

這種心情不會永遠持續。

我能做到焦慮說我做不到的困難任務。

我很快就會下車，我很安全。

如果我受不了，可以停在路邊。

焦慮令人不舒服，但並不危險。我將以善意相待，我辦得到！

我可以在車上聽我最愛的歌曲或Podcast，幫助我取得平衡。

現在，這一刻，我很好。

如果錯過這個轉彎，只要掉頭就行了，慢慢來。

我可以和其他汽車交談，就當它們是人。「你好，藍車！我先前沒看到你。就讓你插到我前面的位子吧。」

我沒有危險。我很快就會抵達目的地。

社交活動

如果我感到不舒服，我有權利離開房間或休息一下。

我和善、不設限。我專心與人建立關係，而不是批判糾正。

我很安全，沒有人可以傷害我。

我可以。我有辦法完成這項活動，之後心情會更好。

這都是暫時的。

我感受得到呼吸，如果有需要，我可以去洗手間。

我很安全，而且受到關愛。

在場每個人可能都只想著自己，而不是我。

焦慮的人不只有我。這裡還有人像我一樣。

這裡的人並沒有看著我。我可以放鬆，發揮本色。

有這種感覺也沒關係。我的確有這種心情，但它們不能控制我。

家庭活動

我可以掌控局面，這種感覺只是一時的。我很好。

和家人相處很不自在，但我可以處理。

就算我感到焦慮，也能妥當地應對。

呼吸。我辦得到。

我很平靜，我很安全。

我吸入平靜和放鬆，呼出恐懼。

家人不代表我。我有自己的存在價值。

我獨一無二、美好、重要。我就是最好的我。

我正在盡自己最大的努力。

停，呼吸。我辦得到。

職場

現在看來我似乎招架不住，但我會好起來，很快就能有獨處的時間。

我辦得到。記得呼吸就好。

我不是只能做這份工作。

我也是凡人，擔心工作很正常。

這種感覺不會永遠持續。

想法只是想法而已。想法沒有力量！

如果有必要，我可以找藉口去洗手間深呼吸。

記住，完成比完美更好。

我很安全。沒有事情傷害得了我。

我有能力。我是最好的我。我可以犯錯，但仍然是最好的我。

這不是我第一次有這種感覺……記住，這種情緒會過去。

超市

現在我沒有危險。現在我很安全。

我知道自己要買哪些東西，我可以度過這個難關。

我的想法只是想法而已，不見得正確或符合事實。

我可以從這次經歷有所學習，雖然現在很難理解。

現在很困難，也很不舒服，但這都只是暫時的。

我可以選擇把這次挑戰當成機會。

我隨時可以運用調適技巧，度過難關。

在夜晚

明天是新的一天，充滿新的機會。

此時此刻，我躺在床上很安全。

今天的憂慮不會改變未來的結果。

這只是想嚇唬我的想法……它們沒有任何力量。

這種情緒會過去，一向都是如此。

記得要呼吸。

我隨時可以聽床邊故事或 Podcast 來分散注意力。

早晨終究會來臨，我可以重新開始。

我受到關愛。

我熬過這一天，明天又是嶄新的一天。

我很安全。我很放鬆。我要休息，感受最佳狀態。

我會想著我的快樂之地，或我最愛的記憶，並且詳細描述。

今天晚上睡得不多也沒關係。明天晚上還有機會。

額外活動

寫出對你最有幫助的肯定句。

1. ____________________

2. ____________________

3. ____________________

4. ____________________

5. ____________________

隨時可用的練習

把最喜歡的肯定句寫在筆記本上，帶在身邊或存在手機裡。開始感到不知所措的時候，就看看這個清單，提醒自己和大腦，你辦得到！

改變你的負面自我對話

負面的自我對話、或自我限制的陳述荼毒人心，導致你壓力更大、更覺得無助。這類負面自我對話，又衍生出一連串揮之不去的「如果」，你不斷害怕「可能發生的事情」。這種內心對話又稱為內心批判者，這個心裡的小小聲音說：「我做不來！」或「根本不可能！」自我限制的陳述特別具有破壞力，因為它們提高你罹患憂鬱症的可能性，並增加不小的壓力。我們該如何改變這種習慣？讀下去就知道了！

❶ 辨識你何時產生了負面或無益的想法。

❷ 進行「思考中斷法」。

- 當你有不理性的想法時，大聲說「停」，告訴自己，想法只是想法，沒有力量。

❸ 問自己以下的問題。

- 這個想法是真的嗎？我有什麼證據證明我的想法正確？反方證據又是什麼？
- 這種想法有幫助嗎？我可以有更理性的想法嗎？
- 如果是朋友遇到這種狀況，我會對朋友說什麼？
- 是否有另一種看待這種狀況的方式？有哪些其他的觀點？
- 最壞的情況是什麼？最可能的結果是什麼？如果最壞的情況真的發生了，我可以如何應對？
- 我現在可以使用什麼調適工具來改變心態？

❹ 努力改變你對自己說的負面陳述，用更符合事實的資訊取代，繼而創造更多愉快、有益的情緒。

肯定句

最有療癒力的5大肯定句

❶

❷

❸

❹

❺

額外活動

焦慮的情況：

____

負面的自我對話陳述：

____

調適的想法／符合現實的陳述：

____

鏡子練習

露易絲．賀說：「鏡子會反映出你對自己的感覺。鏡子能讓你立刻察覺自己在抗拒什麼，而在哪些方面又保持開放、願意接受的態度。鏡子清楚地告訴你，如果你想擁有喜悅、充實的人生，需要改變哪些想法。」

換句話說，你在鏡子前面無所遁形。當我們面對鏡子，可以親密地（有時很痛苦）瞥見我們與自己的關係。露易絲．賀說，在鏡子前看自己，同時溫柔地與自己對話，更能接觸到內在的自我，發展出更多的自愛、自我關照，並且對自己能有更多同理心及寬容。起初，鏡子練習可能會讓你感到尷尬或不自在，但我認為這是最有效的療癒方法，可以讓你學會愛自己，並認定這個世界安全又充滿愛。

鏡子練習

鏡子練習會讓內心批判者浮上檯面，但這也無妨。越瞭解這個內心批判者，你才能開始轉變負面思考模式，並使用肯定的自我陳述，痛扁這個批判者，承認自己有多棒！結合肯定句和鏡子練習時，我們得以重新建構造成自我價值低落的信念。

技巧提示

- 盡量私下練習，才不會受到干擾。
- 每天至少抽 5 分鐘練習。
- 運用你覺得有真實感的肯定句（即使你只相信 1%……用就對了！）

鏡子練習步驟

1. 在家裡的鏡子前，坐或站立 2 到 5 分鐘。
2. 直視自己的眼睛，不要移開目光。
3. 你的心裡浮現哪些情緒？你可能感到尷尬、不安、難堪、情緒化……可能有些批評的想法浮現。為什麼？就是因為內心的批判者蹦出來了……但堅持下去！覺得百感交集也無妨，請任由自己感受這些情緒。
4. 5 分鐘後，在日記中寫下你所感受到的想法或情緒。有任何值得注意的體驗嗎？

5. 持續進行鏡子練習時，與諮商師一起處理這些情緒可能會有所幫助。

額外活動

每天練習在鏡子前對自己說這些話：

- 我為你感到驕傲。
- 我接受你的一切。
- 我很美。
- 我支持你。
- 我完全信任你。
- 我值得擁有愛。
- 我就是最好的我。
- 我愛你。
- 我欣賞你。

鏡子練習時間表

要擁有自我疼惜、內心平和的人生，每天做鏡子練習是頗有療效的步驟。

完成鏡子練習之後，請在方框內打勾。

	早上	中午	晚上
週一			
週二			
週三			
週四			
週五			
週六			
週日			

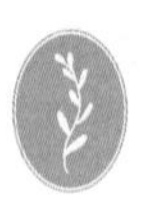

第6章
意象訓練：運用想像力找到控制權

意象訓練（Visualization）是另一種有力的工具，可以幫助啟動副交感神經系統，緩解我們的壓力。意象訓練運用心理想像法，讓我們能夠達到更輕鬆的心理狀態。當你感到焦慮或恐慌時，想法可能會到處亂竄，你容易只著重於憂慮或最糟糕的情況，但這只會助長恐懼感。練習意象訓練可以提高休息和放鬆的能力，方法就是把念頭集中在更為平靜、安寧的圖像。這個訓練類似於做白日夢，兩者都是運用想像力來完成。

意象訓練如何治療焦慮？

當你恐慌時，想法通常會游移不定，心思只集中在你當下最擔心的事物。你的頭腦會緊緊抓住最糟的情況，並驟下結論，只關注負面的結果，你又因此而變得更害怕。練習意象訓練時，大腦是專注於平靜的圖像，因而更能達到放鬆的效果。意象訓練可視為某種引導式冥想或引導式心像法（Guided Imagery）。

引導式心像法是分散注意力的技巧，有助於將人們的注意力從目前帶來壓力的事物轉移到另一個焦點。基本上，這種方法是提供非語言暗示給身體和潛意識，彷彿那個寧靜、安全和放鬆的環境真實存在。之後又開始感到焦慮時，這些景象就會成為透過學習得到的提示，你會憶起過去引導式心像放鬆練習的記憶和感覺。

引導式心像練習的主要目標是幫助人們學會如何跳脫強迫性思維，培養易於觀看的放鬆意象。這種方法是專注的放鬆或冥想，包括刻意想著寧靜的地方或場景，集中心緒思考具體細節，而得以鎮定心神。

想到緊張或恐懼的情況時，身心會變得緊繃、心跳加快，同時你可能感到不安和失控。如果把注意力集中在愉快的情境，身心就會比較放鬆，肌肉不會那麼緊繃，大腦也會感覺更平靜、輕鬆。

引導式心像法讓你的念頭專注於當下，利用想像力幫助你更能應對壓力和焦慮。我們知道想法會影響感覺，進而又會大大地影響身體的舒適感。研究指出，在逆境中想像積極和安全的畫面，不僅能提高我們處理壓力的能力，甚至有助於改善身體健康，特別是腸躁症[1]。

治療實戰

讓我們放個「精神假」。我們應該要放鬆，暫時逃離繁瑣的日常工作。這也意味著我們該重塑思考模式，創造新思路。研究指出，大腦有神經元可塑性[2]，因此你能夠重塑大腦，透過練習來加強健康思考方法的習慣，例如意象訓練，便能夠在大腦中創造新的神經路徑。意象訓練包括將令人愉快的圖像和故事輸入潛意識，從而減少焦慮。不是放任焦慮的心思四處亂竄，而是積極地將注意力集中在腦內令人放鬆的圖像上。如果你訓練大腦專注於以前的積極經驗，並反覆想像平靜的環境，你就能加強這些神經路徑，削弱其他通路。幾天後，你可能開始覺得輕鬆，因為你的心理練習已經成為健康的日常習慣。請試著每天花10到15分鐘，進行你喜歡的意象訓練放鬆法。

意象訓練腳本

這個訓練類似第5章的「內在大明星」，要用你自己的聲音錄製（或帶給你安全感，嗓音又令人放鬆的人），當成引導式心像練習。你可以在通勤、散步、開車，或任何你想得到額外治療的時候聽這個錄音。研究指出，引導式心像法可以幫助你把注意力集中在愉快的情景上，進而放鬆身心[3]。這些練習也能夠減少你的肌肉緊繃感，平靜心神。

你想多頻繁練習意象訓練法都沒問題。就像書中其他治療工具，意象訓練也是透過學習得到的技能。當你越常練習，就越能熟練地使用。

意象訓練法的引言

這個簡短腳本可以當成每個意象訓練法的開頭，但不是必要。引言有助身體放慢呼吸、放鬆神經系統，準備開始進行訓練。

找個舒適的姿勢坐好，開始這次的意象訓練冥想，鼻子深吸一口氣，嘴巴吐氣。

花點時間把注意力集中在呼吸上，不要嘗試改變任何事情。

只要注意呼吸，專心留意每次呼吸。

---

1 〈引導式心像法與放鬆練習對發炎性腸道疾病患者的焦慮和生活品質的影響〉（Effects of Guided Imagery with Relaxation Training on Anxiety and Quality of Life Among Patients with Inflammatory Bowel Disease），Maya C. Mizrahi 等人共同發表於《心理與健康》（*Psychology & Health*）第 27 卷第 12 期（2012 年 5 月）的第 1463 至 1479 頁，doi:10.1080/08870446.2012.691169。

2 〈意象訓練背後的神經科學〉（Neuro-Science Behind Visualization），Bala Kishore Batchu 2013 年 12 月 3 日刊載於 Neuro-Science Behind Visualization 網站，https://coachcampus.com/coach-portfolios/research-papers/bala-kishore-batchu-neuro-science-behind-visualization/3。

3 〈促進健康的放鬆法〉（Relaxation Techniques for Health），2018 年 5 月 10 日刊載於美國國家整合輔助醫學中心（National Center for Complementary and Integrative Health）網站，https://nccih.nih.gov/health/stress/relaxation.htm。

（停頓）

透過數數練習放慢呼吸節奏。

吸氣，默數到 4……

（停頓）

屏氣，默數到 3……

（停頓）

吐氣，默數到 5……

（停頓）

花點時間來放鬆身體。讓自己坐得舒服，注意身體的感覺。如果需要稍微調整，以增加舒適度，現在就允許自己這麼做。如果可以，利用這個時間閉上眼睛，再一次深吸氣時，注意力集中在身體感受……屏氣……然後吐氣，釋放壓力。

繼續慢慢地……深呼吸。

當身體開始放鬆，壓力漸漸消失，把你的肩膀向前拱，然後再把你的肩膀向後挺。再重複一次……肩膀往前拱……再把肩膀向後挺。

再做一次深呼吸。

吸氣，默數到 4……

（停頓）

屏氣，默數到 3……

（停頓）
吐氣，默數到5……
（停頓）
想像以下場景時，讓你的身體和心靈越來越放鬆……

雲朵

開始放鬆時，在腦中創造一個畫面。這是溫暖的夏日，想像你正躺在戶外的毯子上。毯子很柔軟，身體下面的草坪就像雲朵做的床。你環顧四周，看到身邊的樹木，樹葉是各種深淺不一的綠色。在這些樹葉中，你看到年歲悠久的樹幹，看到樹枝被風吹得上下晃動。
你往上看，注意到頭頂的藍天……雲朵飄過時，溫暖的陽光照射下來，使你放鬆，產生平靜、想睡的感覺。
風好涼，好舒服。
（停頓）
你看著雲，注意到雲朵有不同的形狀。有些是圓形、蓬鬆的雲。有些是一縷縷長長、細細的雲。有些看起來像是用畫筆刷過蔚藍的晴空。白雲慢慢地……平穩地……無聲地飄過。
當你沉沉地躺在柔軟草地的舒服毯子上時，你開始覺得身體一點一滴……漸漸放鬆……你的肌肉越來越放鬆……不再那麼緊繃……吸進心曠神怡的空氣……吐出憂慮。

深吸一口氣……吐氣時，讓身體放鬆。繼續慢慢地呼吸……深呼吸。

（停頓）

再次閉上眼睛，聽著周圍安撫人心的聲音。你聽到遠處的鳥鳴……樹上的風聲……迷糊孩童的玩耍歡笑聲……

想像身體靜止不動……大腦也平靜無波。在這一刻，你很安全……在這一刻，你很平靜……現在這一刻，除了仰望天空，看著雲朵飄過，享受這美好的一天之外，沒有其他事情要忙。

接著，再用鼻子深吸一口氣，慢慢吐氣，8……7……6……5……4……3……2……1……讓身體完全放鬆。

當你準備離開這個寧靜的地方，慢慢將意識帶回現在。

隨著每次呼吸，讓身體再次甦醒。把自己帶回平常的意識，動動腳趾和手指，感受通過肌肉的活力。

恢復警醒狀態的同時，也保持平靜和放鬆的心情。準備好之後就睜開眼睛，神清氣爽地回到日常生活。

池塘

〔如果不用引言腳本，就從這裡開始〕

首先，深吸一口氣，花點時間放鬆身體。找個舒服的姿勢，注意身體的感覺。深吸一口氣，屏息……然後吐氣，釋放壓力。當你想像稍後的景象時，讓你的身體和心靈越來越放鬆。

〔如果使用引言腳本，就從這裡開始〕

想像自己在戶外行走。天氣不熱也不冷……這是個完美的春天。你正走在森林裡……葉子在微風中擺動。你看到前面有個池塘在陽光下閃閃發亮。你注意到有一張木製長凳，可以觀賞這個寧靜森林裡的無人池塘。當你走向長椅，發現魚兒從水中躍出，蝴蝶在樹叢間飛舞，蜻蜓在水面上來回飛翔。

當你坐上溫潤的木質長椅時，閉上眼睛，深吸一口氣……然後慢慢吐氣……讓你的身體完全放鬆。

聆聽周圍所有聲音，你注意到青蛙在荷花葉上呱呱叫，忙碌的蜜蜂在和煦的春日嗡嗡作響。當你閉著眼睛抬頭，感受照在臉上的溫暖陽光時，鳥兒開始啾啾叫……你就在那裡……完全靜止……充分休息……

繼續慢慢地呼吸……深呼吸。再次吸氣，吐氣時讓身體放鬆。聞一聞草的味道……聞一聞野花芬芳……聞一聞陽光曬著大地的味道……

當你睜開眼睛，你注意到有隻小瓢蟲爬上了小草頂端，停了一會兒，然後飛走。你記得瓢蟲代表好運，臉上泛起淺淺的微笑。

再次環顧四周，看看周圍的風景。注意池塘裡的水，如何隨著魚兒來回游動而波紋蕩漾。看看你頭頂上的藍天……看著雲朵慢慢飄過。

當你望向蔥鬱的草地，看到有一頭鹿從樹叢中探出頭，吃著遠處的花朵。這隻鹿抬頭看你一眼，抽了抽鼻子，然後轉身，默默地走進森林裡。

該離開池塘，回到現實了。動動腳趾和手指。感受身體底下的地面，聆聽周圍的聲音。睜開眼睛，環顧四周。

花點時間伸展肌肉，讓你的身體重新甦醒。準備好之後，就恢復日常活動，保持平和的心情。

白色的沙灘

〔如果不用引言腳本，就從這裡開始〕

從放鬆身體開始。先從眼球開始放鬆臉部，放鬆額頭、脖子和喉嚨。放鬆眼球並休息。讓呼吸變慢。深吸一口氣……然後慢慢吐氣……

〔如果使用引言腳本，就從這裡開始〕

整個身體重重地靠在你坐的地面上。現在你的身體已經完全放鬆，我們就去你最愛的海灘走一趟。

想像你正穿過美麗的熱帶樹林，走向白色的沙灘。你覺得安全、平靜和放鬆。

你聽到前面的海浪聲……你能聞到大海的味道……你看到蔚藍的海水，聽到海浪輕柔拍打岸邊的聲音。空氣溫暖，吹過你的身體……你覺得涼爽的和風吹過樹林。

當你走出森林，進入一片長長的白沙灘，海灘又寬又長……你脫掉鞋子，注意到腳下的沙子就像柔軟的粉末。

你可以聞到帶著鹹味的乾淨空氣，看到前方大海令人難以置信的水色。

當你接近海面，你感覺到皮膚上有海水的霧氣。你走到海水邊，感覺沙子變得濕潤、堅實……

一個浪頭打上來，海水迅速沖上岸……當你走向前，你感覺到冰涼的海水帶走腳趾間溫熱的沙子，接著海浪又回到大海深處。

你不斷走進水藍色的清澈海裡，隨著意象訓練更加放鬆……

就這樣享受海水幾分鐘吧……注意那愉快、令人放鬆的溫度……越來越令人放鬆……讓人逃離炎炎夏日……海水涼爽，但不刺骨……

你開始沿著海水的邊緣走……無憂無慮，沒有壓力，心情平和……

準備好之後，離開海水，走向特地為你準備的舒適躺椅和毛巾。感受身體沉甸甸地坐到沙灘椅上，感受腳上溫熱的沙子，頭頂還有把大傘遮陽，製造恰到好處的氣溫。

現在，只要靜靜地享受陽光照在臉上，微風拂過頭髮，海水拍打腳趾……

讓所有壓力融化，心情平靜……覺得寧靜……神清氣爽……

準備好之後，非常緩慢地離開海灘……

恢復日常的警覺度和意識，睜開眼睛，動動腳趾和手指，感受腳下的地面。聆聽周圍的聲音，當你徹底回神……你會重新振作，活力充沛……平靜、放鬆……

花點時間伸展肌肉，讓身體甦醒。當你準備好時，就回到日常生活，維持心情平和。

安全的地方

〔如果不用引言腳本，就從這裡開始〕

首先，找個舒服的姿勢。接著注意呼吸，集中精神讓頭腦平靜。全神貫注地呼吸，放鬆。先從眼球開始放鬆臉部，放鬆額頭、脖子和喉嚨。放鬆眼球並休息。

隨著呼吸開始變慢，注意腹部，感覺腹部在吸氣時隆起，在吐氣時下沉……

用鼻子深吸一口氣……

（停頓）

再用嘴慢慢呼出一口長氣……

〔如果使用引言腳本，就從這裡開始〕

開始做這個意象訓練時，記住你現在很安全。你將接受引導，想像你覺得極度舒適和安寧的環境或美景。

只要你覺得有需要從忙碌、緊張的世界找到慰藉，隨時可以回到這個地方……這個意象訓練幫助你放鬆大腦，引導你想像一個屬於你的平靜、安全的地方。

現在開始，在腦中想像你可以完全放鬆的地方。這個寧靜的地方在哪裡？也許在戶外……或者是室內……也許是你曾經去過的地方，或是你想去的地方……

（停頓）

想像這個安全的地方的細節……這個地方是什麼模樣？小嗎？大嗎？

你看到哪些顏色……形狀……還有東西？有水嗎？有植物嗎？有動物嗎？有鳥嗎？有哪些美麗的東西令人覺得心曠神怡？

誰和你在一起？你一個人嗎？無論你是獨處或旁邊有人，想像一下誰在這個地方……留意到你覺得自己徹底地安全……

現在，把注意力集中在這個地方的平靜聲音上……你聽到周圍有什麼聲音？或是寂靜無聲？注意那些比較明顯和細微的聲音。這些聲音從遠方傳來，或是在附近？

漸漸進入這個安全的地方，你越來越放鬆……越來越平靜……

接著留意皮膚上的感覺……你注意到什麼觸感？注意到你腳下的土地了嗎？你坐在哪裡或躺在哪裡呢？氣溫怎麼樣？此刻是否有徐徐微風？……留心為這個地方創造閒適和悠然的所有事物……

想一想這個地方可能有的味道或氣味……

也許你會給這個寧靜安全的地方取個名字……可能只是一個字或一句短語，以後有需要時，只需要用這個字或短語，就能喚回那個畫面。

現在，你有了這個地方的畫面，想像你自己就在那裡。你在這個平靜的地方做什麼？也許你只是坐著，享受這一刻的寧靜……也許你正在散步或做各種活動……

想像自己在這個地方，心平氣和，當你慢慢吸氣時，越來越能覺察自己正在吸氣……

（停頓）

慢慢吐氣……

這是個安全的地方，讓你覺得平靜、平和……你在這裡無憂無慮……你只需要享受活著……這裡沒有壓力……沒有交件期限……沒有痛苦……沒有恐懼……只有愛和安全。

你可以在這個安全的地方歇一會兒，單純地享受寧靜與詳和的心情……

準備好離開時，慢慢把注意力轉回當下……

恢復日常的警覺度和意識之後，睜開眼睛，動動腳趾和手指，感受腳下的地面。聆聽周圍的聲音，當你徹底回神……你會重新振作，活力充沛……平靜、放鬆……

花點時間伸展肌肉，讓身體甦醒。準備好之後，回到日常生活，將想像中的地方存在腦海裡……下次需要時，隨時可以用。回神開始進行日常工作時，記得把安全地帶的平靜感受留在心裡。

額外活動

如果你讀意象訓練給自己聽，建議播放能使你放鬆的音樂（最好是純樂器／冥想音樂），並找個安靜不受打擾的地方。讀完腳本，請閉上眼睛，想像自己在放鬆的地方。如果你正在聆聽腳本，請戴上耳機，坐在遠離干擾的地方，並披上你最喜歡的毯子，或換上舒適的睡衣。

快樂記憶意象訓練

請找個舒服、安靜的地方。閉上眼睛，在腦中創造空白的畫布。回想你感到快樂和無憂無慮的往事，接著，回想那段記憶的每處細節。

如果你不記得某個細節，就用想得到的事物填補。你當時在哪裡？身上穿了什麼？和誰在一起？當時的環境如何？

試著描繪當時的房間或地點等等。你看到什麼？聽到什麼？摸到什麼？聞到什麼？嘗到什麼？

你回想得越仔細，就會越放鬆。一旦完成建構影像，花幾分鐘的時間享受這段記憶。準備好之後，就回到現實生活，以全新的心態面對這一天。

額外活動：我的快樂記憶練習

在下方寫下快樂記憶。想像回憶中的房間或地點，描述所有細節。你當時穿了什麼？和誰在一起？當時的環境如何？你有什麼心情？你看到什麼？聽到什麼？感覺到什麼？聞到什麼？嘗到什麼？

____

____

____

____

____

____

____

雙層玻璃窗法

無論是工作不堪負荷或擔心未來，你的頭腦都因此飛速運轉，有時那些多餘的想法會占據腦海。如果想讓轉個不停的焦慮大腦安靜下來，雙層玻璃窗的意象訓練方法很有效。

1. 想像一群人在開著的窗外大聲聊天。
2. 因為你有一扇雙層玻璃窗，你不必對他們大吼大叫，只需要平靜地關上窗戶。
3. 想像窗戶完全關上之後，喧譁的聲音就會消失，你便可以漸漸入睡，不必被迫聽別人聊天。

創造預想畫面法

創造預想畫面法是種正念練習，有助於緩解緊張，也能促進人生各個層面的成功。個人發展領域的先驅兼國際知名意識教師夏克蒂·高文（Shakti Gawain），描述創造預想畫面法是「利用想像力創造你想要的東西」的技術[4]。高文認為，所有事物包括思想，都是一種能量。某些念頭和感覺會吸引類似的能量；因此，我們的人生會吸引到我們最常想到、最相信、想像得最鮮明的事物。

高文說：「當我們心情低落、恐懼、沒有安全感或焦慮時，反而會吸引我們極力想避開的體驗、情況或人。如果我們態度積極，滿心期待，預想快樂、滿足和幸福，往往就會吸引和創造符合我們樂觀期望的人、情景和事件。

因此，有意識地想像我們想要的東西，可以幫助我們具體實現。運用創造預想畫面法，你為自己想表現的目標（無論是情感、心理、身體或精神面）創造清晰的意象。如果你開始想像你渴望過的人生，你可能會開始體驗與這個畫面相關的情緒——彷彿一切都是真的。

你可能開始覺得有動力為自己創造新目標。創造預想畫面法可以幫你實現這些目標，顯現出你期待的結果。持續運用這種方法，並以積極的能量關注這些意象，你的夢想就可能會成真！」

4 《每一天，都是全新的時刻：用創造預想畫面探索內在的自己，得到生命中所真心渴望的》，夏克蒂·高文著，遠流。

創造預想畫面法的4個步驟

STEP 1：選擇目標

想想你希望擁有或發生、也願意為之努力或創造的事物。例如找到工作、找到伴侶、買房子、變得更快樂、改善健康、鍛鍊體格、或改變自己。任何你想實現的目標都可以。

STEP 2：為你想要的結果創造清晰的預想畫面

依照你渴望事物的模樣，在腦中創造具體的形象或狀況。畫面要栩栩如生、詳細清楚。用現在式的時態預想，彷彿它已經以你想要的方式存在著，就像你正在過著這樣的生活。你希望它現在是什麼樣子？讓自己成為畫面的一部分，預想自己正享受某樣物品或這樣的情況。

STEP 3：整天都專注於這個意象

每天持續關注你在STEP 2創造的意象。從早到晚、在日常活動和冥想時都要專注於這個意象。不必對自己施壓要讓目標實現，只要常想到這個畫面就行了。

STEP 4：給這個預想畫面積極的能量

專注實現目標時，請想像最好的結果正在發生。用正面、鼓舞人心的方式預想這個畫面。對這個目標做出強烈的正面陳述，陪著自己使用正面肯定句取得或實現目標。在這個階段，請暫時停止你可能存有的懷疑或不信，至少現在先別想。練習相信你想要的東西是真確存在、可能實現的。

創造預想畫面法

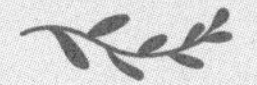

STEP 1：寫下你想擁有、願意為之努力或創造的事物。

STEP 2：你如何描繪實現目標後的生活？

STEP 3：你要如何確保自己能整天都想著這個畫面？

STEP 4：關於這個目標，寫下一些正面宣言給自己。

額外活動

製作願景板

願景板，或稱夢想板，是展示目標、夢想和渴望的相關圖像、照片和肯定句的板子。目的是為我們提供靈感和動力。願景板上的圖像，充滿了你想要感受的心情、想做的事情、想擁有的事物，以及你想成為什麼樣的人。許多人相信，他們可以吸引自己所預想的事物，並轉化為真實人生。願景板可以讓你在紙上盡情描繪你的理想人生。

製作願景板的材料

- 白紙／海報背板（如果你沒有海報背板，可以用筆記本、日記本、盒子或信封）
- 剪刀
- 膠水
- 麥克筆
- 蠟筆或色鉛筆
- 原子筆和鉛筆
- 雜誌
- 報紙
- 目錄
- 名言、肯定語、短語

- 從網路下載的圖片
- 照片
- 圖畫
-

如何製作願景板

1. 仔細檢查上述材料，選擇與你和你的目標／夢想產生共鳴的圖像、照片和文字。
2. 剪下所需的照片、圖像和文字。
3. 將選好的材料黏在白紙／海報背板上。
4. 把願景板掛在經常看得到的地方。因為這塊板子展示了你的人生目標，把它掛在你每天能專心注視的地方更有幫助。

你越常看願景板，就越能預想你的目標和夢想，並更能專心實踐。你為這些目標帶來了能量，繼而將它們變成現實。

數位願景板

如果你不想為實體願景板蒐集材料，也可以使用數位技術來創造夢想。以下是我的幾個建議：

- 使用網路平臺如 Pinterest 或 Canva 來製作、拼貼圖片。
- 把圖片或拼貼畫存在手機裡，時時提醒自己。
- 也可以列印數位願景板，貼在牆上、鏡子或冰箱上。

緩解壓力的簡短創造預想畫面法

你開始反芻需要解決的問題時，請隨時練習這個意象訓練。用自己的聲音錄製以下腳本，或請支持你且讓你有安全感的人錄音。當你壓力大到幾乎要失控時，可以聆聽或閱讀這個腳本，想像問題已經得到解決。這能幫助你更清楚、更有邏輯地想出解決辦法。

舒服地坐在安靜的地方……閉上眼睛，用鼻子深吸一口氣……用嘴巴慢慢吐氣。

清除思緒，只想著這一刻……沒有壓力……沒有憂慮……只覺得平靜……

開始想像自己處在當下緊張狀況的另一邊。

想像狀況已經完全解決……如何解決不重要……也不必專注

在解決方法……你只需要想像狀況解決之後的日子。

再深吸一口氣，默數到4……然後吐氣，默數到6……

用感官想像狀況解決之後的細節。你穿什麼衣服？你看到周圍有什麼？你注意到什麼顏色？你正在說什麼？對誰說？你正在什麼樣的房間裡？你的旁邊有什麼？在你預想的環境中，你可以摸到、或感覺到什麼類型的物體？它們是什麼質地？

深吸一口氣，數到4……然後吐氣，數到6……

你現在可能想得到解決狀況的辦法。想不到也沒關係。這個意象訓練是為了讓你明白，所有感覺都是一時的，你會再次覺得能夠掌控局面。

當你試著想像問題解決之後的情景，在你預想畫面時，可能就會閃現解決方案。如此就能降低或消除這個情況帶來的壓力。

現在，睜開眼睛……提醒自己，一切都在你的掌控之中……問題終將解決……

未來的自我預想畫面

以充滿希望和正面的方式來預想未來的畫面，得以幫助你重新調整大腦，相信自己有能力復原。以下這些寫作提示，便是用來協助你以樂觀的方式思考復原過程，並為未來的自己創造嶄新的故事。

目標

請盡可能具體描述。你的目標是什麼？實現目標後又會產生什麼結果？專注描繪你在那段時間可能有哪些體驗。你會有什麼感覺？你會聞到什麼？看到什麼？

我的短期目標是：

____

____

____

我的長期目標是：

____

____

____

練習寫「未來的自己」

想像你第一次見到未來的自己，並描繪這個最好的自己會是什麼模樣。盡可能寫得具體、詳細。你可以用這個工具將未來的自己可視化，並持續負起責任，努力成為這樣的人。

- 這個未來的你是什麼樣子？身上穿了什麼？

- 未來的自己住在哪裡？那個地方是什麼色調？還有其他人也住在那裡嗎？
- 你現在的人生如何？你喜歡目前人生的哪一點？
- 問問未來的自己：「如果我要從現在的位置到達你的位置，我該知道什麼？哪些事情對我最有幫助？」仔細聽聽未來的自己要告訴你的訊息。
- 想一想當前的焦慮或壓力。讓未來的自己知道，你正感到擔心、害怕、難過。問問未來的自己：「你會如何克服這個挑戰，或心痛的經歷？」
- 最後，請未來的自己告訴你一個詞，當你感到沮喪、或需要支持才能繼續實現目標時，你就能用上這個詞。這個詞會是什麼？請牢牢記住。

寫下「未來的自己」

____

____

____

你加入工具箱的意象訓練法：

____

____

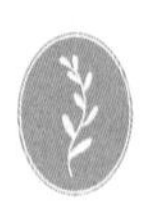

第 7 章
隨處可用的分心法

分心法，是一種能讓你停止糾結於當下情緒的活動。與其把所有精力放在令人沮喪的情緒上，不如把注意力重新集中在其他事物。轉移注意力時，就能把心神轉而放到其他地方，繼而控制眼前的強烈情緒。雖然分心法不是長遠的解決之計，但在你極度焦慮時可提供初步的緩解，幫你找回控制感，有助於減少焦慮的強度。分心法十分有效，可以讓你把心思放在你正經歷的症狀之外，因為我們的大腦很難同時專注於一件以上的事情。這一章包括大腦遊戲、運動策略和寫作提示，當你開始感到失控時，這些方法都能幫助你分散焦慮大腦的注意力。

治療實戰

改變環境

離開你的位置、移動你的身體，這都非常有幫助。如果你正坐在家裡的沙發上，就站起來透透氣。如果可以，最好活動活動身子。像是出去散步、開車兜風、看影片做瑜伽、或是去最愛的餐廳用餐等等。

感到焦慮時，你有哪些方法可以改變環境或動動身體？

唱歌消除焦慮

唱歌或哼歌，憂慮都消除！唱歌或哼唱有助大腦的恐懼中心自己冷靜下來。請想一首當你不知所措時可以哼的歌。如果一時想不出來，就用鼻子深吸一口氣，然後哼出這口氣。

哪 3 首歌能讓你開心？請寫下來。

1. ______________________________

2. ______________________________

3. ______________________________

聽音樂跳舞！

請專心聆聽歌曲，因為憂慮很難壓過音樂的力量。另外，隨著快活的歌曲舞動身體，有助於你分散那些揮之不去的念頭，鎮定大腦的恐懼中心。

列出 3 首你最喜歡的舞曲：

1. ______________________________

2. ______________________________

3. ______________________________

最佳分心應用程式

我推薦的應用程式包括：

- 1010!（方塊益智遊戲）
- Tetris（俄羅斯方塊）
- Word Search Pro（英文字謎遊戲）
- Wordscapes（英文單字益智遊戲）
- 2048（數字益智遊戲）
- Jigsaw Planet（免費線上拼圖遊戲）
- GeoGuessr（地理猜謎遊戲）
- Dots（連連看益智遊戲）
- Angry Birds（憤怒鳥）
- Six!（方塊益智遊戲）
- Nonogram（數織）
- Pixel Art（數字填色遊戲）
- Elevate（腦力訓練遊戲）
- Candy Crush（糖果傳奇）
- Animal Restaurant（動物餐廳）
- SimCity（模擬城市）
- Homescapes（夢幻家園）
- Lily's Garden（方塊益智遊戲）

哪些應用程式對你最有幫助？請在以下列出：

____

____

____

自娛自樂

閱讀你感興趣的內容（例如書籍、雜誌、食譜、報紙等）。如果你不喜歡閱讀，可以嘗試看電視或電影，以分散注意力。研究也指出，玩電動可以有效分散焦慮情緒。

自娛的方法：

- 聽舒緩音樂。
- 與寵物相擁而眠。
- 吃你喜歡的零食或喝杯茶。
- 長時間散步。
- 運動。
- 做瑜伽。
- 參加某項體育競賽。
- 讀本書或雜誌。
- 編織。
- 完成拼圖。
- 著色。
- 畫畫。
- 做手工藝。
- 組模型。
- 打電動（選擇讓人平靜的遊戲，而不是刺激腎上腺素的那種）。

焦慮時，你可以用什麼方式娛樂自己？

____

____

____

聯繫你的支援系統

感到焦慮時，另一個幫助自己轉移注意力的方法就是向親友求援。你能想到至少3個現在能讓你尋求協助的人嗎？想一想，人生中有哪些人讓你覺得有安全感？與另一個人在一起時感到「安全」，代表你在對方面前可以表現出真正的自己，並無畏地分享想法、情緒和觀念。你可以坦率、公開地表達自我，不必擔心受到評判、批評、忽視或壓抑。

當你向帶來安全感的人求援時，記得開誠布公地表達想法和感受，但注意別把時間都花在談論負面情緒。研究指出，不斷反芻負面情緒，會引發更多焦慮。在這個意義上，反芻被定義為「沒完沒了地重複想著某個想法或問題[1]。」如果你患有憂鬱症或焦慮症，這

1 〈反芻的路線圖：這個多面結構的定義、評估和概念〉（A Roadmap to Rumination: A Review of the Definition, Assessment, and Conceptualization of this Multifaceted Construct），J. M. Smith 與 L. B. Alloy 共同發表於《臨床心理學評論》（*Clinical Psychology Review*）第 29 卷第 2 期（2009 年 3 月）的第 116 至 128 頁，doi:10.1016/j.cpr.2008.10.003。

類揮之不去的思維往往包括自覺沒有價值和失敗感。這種自覺不夠好的信念會強化焦慮，又阻礙了你解決問題的能力，繼而引發更嚴重的憂鬱症。

因此，尋求協助時，請盡量找到平衡點。記住，這個帶給你安全感的人，不應該成為你「必須」依賴、才能自我舒緩的唯一選擇（否則就是依賴關係，反而可能有害復原過程）。支援系統應該安慰你，對你表達同理心，但不是你邁向健康的唯一途徑。

隨時可用的練習

- 想一想生命中帶給你安全感的人，至少 3 個。
- 如果開始感到焦慮，你可以傳訊息或打電話給誰？
- 焦慮時，你需要哪種支援？（多瞭解自己的需求，可以幫助帶給你安全感的人更有效地支持你）

透過書寫轉移注意力

寫作練習是另一個轉移注意力的有效方法，最有療效的寫作練習，就是寫日記。書寫過程中，你可以探究自己的情感，也能深入檢視揮之不去的思維模式。透過這類寫作過程，你可以重新找到焦點，並調整心態、管理情緒。以下幾個書寫提示，能夠幫助你轉變焦慮的心態：

- 如果你完全不管某個狀況，會是什麼感覺？
- 我去過或聽過最平靜的地方是……
- 除了那些揮之不去的念頭外，讓我輾轉難眠的其他原因還有……如果我刪除這些想法 30 天，會是什麼感覺？
- 如果我最好的朋友感到心煩，因此打電話給我傾訴，我會告訴他什麼話？
- 我看過最有趣的電影是……這部電影讓我捧腹大笑，因為……
- 令我最光榮的成就是……
- 我喜歡自己的 10 點是……
- 我希望自己能改變的 1 件事是……
- 我過去感到很開心的時刻是……
- 今天我很感恩的 5 件事是……
- 如果朋友感到焦慮，我會說什麼來幫助對方心情好轉？
- 如果我覺得壓力很大，我知道以下 5 件事會讓我比較舒坦（在待辦事項清單中，至少加上其中 1 件）……
- 我忍不住大笑的時候是……當時和……在一起。我覺得……
- 列出你想在這個月或今年完成的事情。
- 今天讓我微笑的 5 件事是……
- 支持我、讓我感到安全的 3 個人是……他們讓我在情緒上感到安全，因為……
- 列出「我很重要」的 3 個原因……

緩解焦慮的分心遊戲

這些治療焦慮的分心遊戲，是隨時隨地重新引導念頭的絕佳方法。如果你在車上、聚會中、飛機上或商店裡感到不知所措，這類分心法能夠幫助你關注當下、穩定下來，而不是持續被焦慮和恐慌困住。

- 將你能看到的詞倒著念。
- 說出你能想到的所有冰淇淋口味。
- 說出你喜歡的所有音樂家、歌手的名字。
- 想想以ㄊ、ㄧ、ㄎ或ㄇ開頭的名字。
- 說出你能想到的所有糖果品牌。
- 說出你能想到的世界各地城市的名字。
- 說出每個 7 的倍數，直到算不出來為止（或其他任意數字）。
- 玩「猜他們的職業」。看看周圍的人，試著猜一猜他們的工作、職業，或他們要去哪裡。
- 查閱今天的日期。向自己複述今天是星期幾、哪個月、哪一年、什麼時間，以及你目前所在的地方。提醒自己，你在這一刻，不在過去。現在你很安全。
- 注意外面的季節、天空的模樣等。說出你所在的街道名和郵遞區號等。
- 和自己玩分類遊戲。選擇一個類別，如顏色、動物或食物，試著說出該類別中至少 10 樣事物。你也可以用字母表或注音符號表，試著從 A、B、C 或ㄅ、ㄆ、ㄇ等每個字母或注音開始，說出該類別的東西。

- 選擇形狀（三角形、橢圓形、正方形等），並試著找到你周圍所有符合這種形狀的物體。也可以用顏色來玩——例如，找到房間裡所有綠色的東西。

「最佳」練習

列出「最佳」清單。你可以找張紙來做這個練習，或者只是在腦中默想。當你覺得招架不住焦慮時，請使用這些問題來分散注意力。

- 最喜歡的 10 本書？
- 有史以來最喜歡的演員？
- 這 10 年中，最令人難忘的 10 支音樂影片（MV）是什麼？
- 最喜歡的 5 大 Podcast 節目？
- 對你的人生影響最大的 5 部紀錄片？
- 如果你能和任何人共進晚餐，你會邀請哪 4 個人？

走出煩心事

如果焦慮時還有力氣移動身體，就起來動動身子吧。若你現在能出去走走，就馬上去。即使是在同一條街走個5分鐘，也可以幫助你穩定下來，讓你的心思回到當下。散步時，請注意並描述周遭你能看到的所有事物。有些可能很平凡，但你會開始留意平常視而不見的小事。也許是一朵漂亮的粉紅花兒正含苞待放（去聞聞花香還有額外功效）、嬰兒的笑聲、隨風飄動的樹葉，或你經過的房子有著豔紅大門。

隨時可用的練習

隨身帶著筆記本，寫下你能看到的5樣東西，並詳細描述，記下顏色、形狀等等。寫下你能聽到的4個聲音、你能摸到的3樣物體，以及你能聞到的2種味道。

分類遊戲

在每個類別中，列出照注音符號或英文字母順序開頭的名稱：

- 書籍
- 國家
- 演員
- 電影
- 水果
- 迪士尼電影
- 城市
- 歌曲
- 你會在教室裡發現的東西

進階挑戰

- 總統
- 早餐食品
- 蘇打水
- 連鎖餐廳
- 調味品
- 美國各州首府
- 廚房用具
- 家裡的家具
- 卡通／動畫
- 80 年代的歌曲
- 音樂劇演員

列出「快樂清單」

這個好方法可以重新訓練大腦更積極地思考。請列出你今天看到、或經歷的快樂事情，可以是改變人生的大事，例如結婚或找到理想工作，也可以是較小的事情，例如在大自然散步或看到美麗的晴空。在你開始感到不知所措、緊張或焦慮時，就動手完成這份「快樂清單」。

快樂提示

- 上次有人善待你，是什麼時候？
- 你上週聽到的讚美。
- 讓你感到平靜的地方。
- 讓你感到備受關愛的時刻。
- 上次讓你捧腹大笑的事情。
- 讓你莞爾一笑的東西。

在這裡寫下你的「快樂清單」：

你加入工具箱的分心法：

Part III

打造你的焦慮急救箱

第 8 章

自我倡權：沉默的治療師

面對現實吧，儘管本書的治癒工具是很好的調適技巧，但要做出終生的改變，就得深入研究造成焦慮的根本原因。導致心理健康狀況不佳的因素眾多，造成人們每天都得對抗焦慮的原因也很多。影響心理健康的因素包括遺傳、家庭教養、社會支持、教育、環境和能取得的資源多寡。雖然某些因素不由我們控制，但是在療癒的旅程中，我們可以決定自己的選擇，包括積極維護自己的心理健康。

如果不能為自己發聲、提出一些具體的問題，你不見得能得到最適合的治療。雖然這本書是個好的起點，讓你開始瞭解焦慮，並知道可以如何協助自己的心靈復原，但找到合適的專業醫療保健人員來支持、指導你完成治癒的療程，也是很重要的部分。

先找家庭醫生

你該如何找到合適的專業人員協助呢？這需要時間，也需要你勤做功課，以及反覆試驗。許多人出現焦慮或憂鬱症狀時，會先找家庭醫生，希望得到一些指點。前幾次去看診，你可能會感到困頓、迷茫或疑惑；也可能會覺得醫生在催促你，去過診所之後反而感到更灰心、挫折。當然，醫生會檢查你的身體，確保生理上安然無恙，但心理發生了什麼事？因此，你必須取得所有你需要的資訊，以便對你將接受的治療做出明智的決定。這就需要自我倡權（Self-Advocacy）。下次你去看家庭醫生，可以用以下問題為自己和你的焦慮辯護、倡權。

治療小撇步：影印、寫下或拍下下一頁，帶去看醫生。

向醫生或精神科醫師提出的問題

- 我有哪些治療焦慮症的方法？
- 是否有任何潛在的醫療問題導致我的焦慮症狀？
- 你是否推薦藥物治療？如果是，我該每天服用，還是有需要才服用？我需要服用多長的時間？
- 這些藥物會有什麼副作用？有沒有辦法減少或防止副作用？如果我少吃一次藥，該怎麼辦？
- 諮商有效嗎？如果有，要接受哪種諮商，時間多長？
- 我多久之後才能感覺好轉？
- 一旦接受治療，焦慮症狀再出現的可能性有多大？
- 我該如何改變生活方式，才能幫助我好轉？
- 酒精或其他藥物會與我的藥物有交互作用嗎？會影響我的焦慮嗎？
- 是否有其他的全人醫療能治療我的焦慮症？如果有，是什麼？
- 功能醫學（Functional Medicine）是什麼意思？整合醫學（Integrative Medicine）是什麼意思？

正念飲食——正念療癒的一環

談到焦慮，飲食和用餐模式對我們的情緒和心理健康至關緊要。很多人沒意識到食物本身就是藥品，但基本上，你選擇攝食的東西，都會影響你生理和心理的感覺。如果你優先選擇食用足夠的健康食物，並且定時進食，你可能會意外地發現，適切的營養對健康和舒適感帶來了多大的變化。

大幅改變飲食之前，請先與醫生溝通。請功能醫學醫生、營養師或營養學家參與，會大有幫助（你可以請醫生推薦，或者自己做功課）。綜合的治療方法可能也包括談話諮商、正念覺察、情緒調節工具、良好的睡眠和均衡飲食等。這些對你的復原過程都同樣重要。

治療小撇步：影印、寫下或拍下下一頁，帶去看醫生或營養師。

向功能醫學醫生／營養師／營養學家提出的問題

- 我的飲食與焦慮症和憂鬱症有關嗎？
- 大腦／腸道的關聯是什麼？
- 是否有某些食物會造成焦慮？
- 抗發炎（Anti-Inflammatory）的食物是否有助減少焦慮？
- 哪些營養補充劑有助於減少焦慮？
- 有哪些維生素能幫助我平衡情緒？
- 什麼是Omega-3脂肪酸？
- 我被診斷出患有腸躁症。這與焦慮症或憂鬱症有關嗎？如果有關，原因又是什麼？
- 咖啡因和酒精是否影響焦慮？如果是，又如何影響呢？
- 糖的攝取量與焦慮症和憂鬱症有關嗎？如果是，又如何影響呢？

找個合適的心理治療師

這本書的目的是幫助你建立全面和綜合的工具箱，以讓你恢復健康，不再受到焦慮困擾。其中一個方法便是心理治療師。對我來說，我的心理治療師是工具箱中最重要的「工具」之一。她是位非常了不起的支持者，幫助我度過了最難捱的時期，我相當重視她的引導。而我的社群每天都收到的問題是：「我要如何找到合適的治療師？」我真希望可以簡單回答。找到真正投緣的心理治療師可能需要大量的時間、金錢和自我倡權。其實，找合適的治療師就像談戀愛，你可能要試過好幾個，最後才能找到「真命天子」。我知道這麼說很乏味，但提出正確的問題，可以幫助你簡化搜索過程。以下是我建議的問題，剛開始找心理治療師時，可能對你有些幫助。

治療小撇步：影印、寫下或拍下下一頁，帶去看心理治療師。

向心理治療師提出的問題

- 你擅長什麼類型的治療？
- 你有任何專長領域嗎？
- 如果我需要，你願意與其他醫療人員合作嗎？
- 心理治療師、心理學家、精神科醫師和社工有什麼區別？
- 你會出作業嗎？哪種類型的作業？
- 我多久要來一次？
- 你對藥物治療有什麼看法？
- 每次諮商時間有多長？
- 醫病關係對你來說有多重要？
- 請問你的保密聲明有哪些內容？
- 你的治療方法是什麼？
- 治療將持續多久的時間？

比較心理健康專業人士

尋找治療師或諮商心理師時，不僅過程瑣碎，而且相當費神！如果你不在醫療保健領域工作，很可能不知道心理治療師、心理學家、精神科醫師和社工之間的區別。除非你自己蒐集資訊，否則，沒有任何學科教我們認識心理健康專業人士的術語。如果你正在尋找心理健康專家，務必仔細閱讀以下資訊。我提供簡短的資訊來介紹不同類型的心理健康專業人士，希望讓你更瞭解哪一類的臨床人員最符合你的需求。

心理治療師（Psychotherapist）

這是一個統稱，指的是受訓治療情緒問題的心理健康專業人士。心理治療師受過心理學和諮商的專門訓練，並完成研究生課程，取得碩士或博士學位，成為執業治療師。心理治療師有執照，專門幫助個案培養更好的認知技能，面對人生各種挑戰，並改善生活。根據學位，心理治療師可能是諮商心理師、臨床心理師、精神科醫師、心理學家或社工，他們可以協助個人、夫妻、團體或家庭。

心理學家（Psychologist）

心理學家通常擁有博士學位，提供談話治療，並受過執行心理測驗（Psychological Testing）的培訓。專注於研究的心理學家多半在學術或研究機構工作，有些則專門受訓從事臨床工作（而不是研究）。在美國，他們的學位是PsyD（心理學博士）而不是PhD（博士）。他們也能進行研究評估，以及專注提供心理治療（談話治療）幫助個案。

精神科醫師（Psychiatrist）

精神科醫師擁有醫學學位，通常被稱為精神藥理學家。他們對生物學和大腦中的神經化學有充分的知識，也因為具備醫學學位，十分瞭解心理和生理問題之間的聯繫。精神科醫師的主要職責，是提供處方和藥物管理。儘管也有些人繼續從事心理治療工作，但非常罕見。多數看診時間是45分鐘到1小時，複診則大約15分鐘，不過這也是因人而異。如果精神科醫師只開藥，建議你另外找心理治療師進行談話治療。

社工（Social Worker）

社工最廣為人知的，就是在醫院和機構提供社會關懷服務。有些社工也提供心理治療，但不提供心理測驗。

你的安全支援系統

打造治癒工具箱時，請記得那些在你焦慮時協助你、帶給你安全感的人，可能是家人、朋友或同事，他們的陪伴都是復原旅程的一部分。研究指出，擁有強大的支援系統可以減少壓力。另外，能夠帶來安全感的支援系統，對你有許多積極的好處，包括得到更大的幸福感、更好的調適技巧，以及更健康、更長壽的人生[1]。在你需要時，如果身邊有信任的人可以求助，你便更能應對日常的挑戰，並做出艱難的決定，冷靜處理危機。這些人給你的支持程度不盡相同，但他們能在你感到失控或焦慮時，提供你所需要的情感支援。

要知道如何找到真正的支援系統十分困難，甚至可能包括你還不認識的人。但當你持續坦承說出自己的感受，就一定會找到帶給你

1 〈社會支持與心理健康的相關性：一個元分析〉（The Correlation of Social Support with Mental Health: A Meta-Analysis），T. F. Harandi、M. M. Taghinasab 與 T. D. Nayeri 共同發表於《電子醫生》（*Electronic Physician*）第 9 卷第 9 期（2017 年 9 月）的第 5212 至 5222 頁，doi:10.19082/5212。

安全感的人。會有人知道你的經歷，並幫助你消除痛苦。請堅持說出感受，並記住，無論如何你都有價值、都值得被愛。學會自己調節身體和心靈，的確是很關鍵的復原途徑，但人與人之間的連結，絕對是這個過程不可或缺的重要元素。

治療實戰：自我省思

請回答以下問題，瞭解如何為自己倡權。

我要怎麼做才能維護自己的身體健康？

____

____

____

____

我可以採取什麼行動，維護我的心理健康？

____

____

____

____

哪3個人帶給我安全感？

______

______

______

______

為什麼這些人讓我覺得安全？

______

______

______

______

你加入工具箱的的支援系統：

______

______

______

______

______

______

______

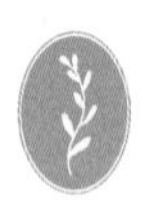

第 9 章
創造你的治癒工具箱

該開始關注你自己了！這一章提供實用的表格，幫助你找到書中哪些獨特的工具最能幫助你舒緩焦慮。請根據你練習過的方法，來創造自己的治癒工具箱。只要開始感到焦慮，就回來參考這一章的筆記。

什麼方法對你有效？

這本書的目的，是幫助你打造專屬於你的治癒工具箱。這可能需要反覆試驗，一旦你認識到哪些方法能幫助你平靜身心，你就已經走在復原的正道了。

開始打造治癒工具箱時，要特別注意你的恐慌、焦慮緩解或結束時，你正在做些什麼。你採取了哪些行動步驟，以幫助啟動你的放鬆反應？是否有哪個特定行為與恐慌消褪的時間相關？如果進行五感練習、往臉上潑冷水，或在你練習EFT敲擊法時，恐慌感漸漸消失，那麼，這些方法都應該納入你的治癒工具箱中。

為了幫助你開始這段旅程，以下我將分享我的工具箱當作範例。

愛麗森的焦慮治癒工具箱

自我舒緩物品&活動

- 發熱墊。
- 眼罩。
- 指尖陀螺。
- 頑皮黏土（Silly Putty）。
- 重力毯。
- 我的狗。
- 我的日記。
- 一邊看實境秀一邊運動。
- 在海灘上散步。
- 聽Podcast。
- 泡個熱水澡。

呼吸法

- 腹式呼吸。
- 矩形呼吸法。
- 鼻孔交替呼吸法。

支援系統

- 我的妹妹艾美。
- 我的爸媽。
- 帶給我安全感的朋友桃樂西、珍妮、麗塔和凱莉。
- 我的諮商師。

調適語句

- 我是安全的。
- 我以前也有這樣的感覺，後來也成功度過難關。
- 這種感覺只是暫時的。
- 我一次只走一步。
- 現在休息一下就好了。我不必趕到任何地方。
- 這種感覺很快就會過去。
- 不要思考，呼吸就好。
- 你的念頭不能控制你。

冥想

- 應用程式「Insight Timer」（冥想計時器）的播放清單。
- 散步冥想。

意象訓練法

- 我的快樂之地。
- 寧靜的海灘景象。
- 無人花園。

補充劑

- 維生素D。
- 維生素B12。
- 薑茶。
- 膠原蛋白。
- 鎂。

應用程式

- Insight Timer（冥想計時器）。
- Calm。
- Progressive Muscle Relaxation（漸進式肌肉放鬆）。
- 1010!。

影片

- EFT敲擊法短片。
- 治療焦慮的瑜伽影片。
- 喜劇影集《辦公室風雲》的片段。

書籍

- 《好心情手冊》，大衛・柏恩斯著。
- 《創造生命的奇蹟：我值得擁有一切美好的改變》，露易絲・賀著。
- 《每個人都想學的焦慮課》，亞倫・T・貝克、大衛・A・克拉克著。
- 《全人療癒：你就是自己最棒的治療師，400萬人見證的每日自我修復療程》，妮可・勒佩拉博士著。

Podcast和有聲讀物

- 布芮尼・布朗（Brene Brown）的《脆弱的力量》以及Podcast節目「揭開我們的面紗」（Unlocking Us）。
- 歐普拉・溫芙蕾（Oprah Winfrey）的Podcast節目「超級靈魂對話」（Super Soul Conversations）。
- 馬克・葛洛夫（Mark Groves）的Podcast節目。
- 瑪莉・麥克里（Mary Meckley）的Podcast節目「每日冥想」（The Daily Meditation）。
- 雀兒・漢彌頓（Chel Hamilton）的Podcast節目「迷你冥想」（Meditation Minis）。
- 傑・謝帝（Jay Shetty）的Podcast節目「目標」（On Purpose）。

分心的點子

- 電視劇：《辦公室風雲》、《富家窮路》、《女孩我最大》
- 電影：《伴娘我最大》
- 日記提示
- 應用程式1010！

睡眠健康

- 除噪助眠機
- 每天同時間入睡、醒來
- 眼罩
- 睡眠故事（來自應用程式Insight Timer）
- 在房裡放舒緩精油的擴香器
- 在枕頭上噴灑薰衣草噴霧
- 少喝咖啡
- 少喝酒

安定心神的工具和方法

- 在戶外散步10分鐘
- 呼吸新鮮空氣
- 赤腳踩草地
- 用冷水潑臉
- 吸吮冰塊
- 瑜伽
- EFT敲擊法
- 和我的侄女、侄子一起畫畫
- 聽輕音樂
- 整理我的房間／東西（例如收洗好的衣服、整理東西等）
- 針灸

2分鐘緩解工具

- 2分鐘的五感靜觀工具
- 正念音樂法
- 聆聽符合心情的音樂
- 身體掃描
- 漸進式肌肉放鬆法

你的焦慮治癒工具箱

自我舒緩物品

______

______

______

______

______

______

呼吸法

______

______

______

______

______

______

支援系統

調適語句

冥想

意象訓練法

補充劑

應用程式

影片

書籍

Podcast和有聲讀物

分心的點子

睡眠健康

安定心神的工具和方法

2分鐘緩解工具

第10章

焦慮治療實作練習

當你的大腦開始因為焦慮而飛速運轉時，這一章能幫助你採取行動和改變行為。內容包括各種實作活動和練習表格，例如著色頁、分心遊戲、認知重塑練習、焦慮調適語句、自愛練習等等。當你感到焦慮時，請使用這一章來幫助你平靜心靈。

想法 vs. 感覺

想想看，下列的陳述是想法還是感覺？

（在你的答案下打勾）

陳述	想法	感覺
我很孤獨。		
我一無是處。		
我沒有用。		
我焦慮不安。		
沒有一件事如我意。		
我很害怕。		
一切都搞砸了。		
我很生氣。		
我的人生永遠不會有轉機。		
我好慚愧。		

自動化負向思考檢查表

如果過去或現在曾浮現這些自動化負向思考（ANT，automatic negative thought），請在下表打勾。

_____ 我的人生應該過得更好。

_____ 他／她不了解我。

_____ 我讓他／她失望了。

_____ 我再也無法開心享受。

_____ 為什麼我這麼軟弱？

_____ 我總是把事情搞砸。

_____ 我的人生沒有任何進展。

_____ 我處理不來。

_____ 我要失敗了。

_____ 這對我來說太難了。

_____ 我的前途灰暗。

_____ 事情失去控制了。

_____ 肯定有壞事要發生。

_____ 我絕對有什麼毛病。

在下方補充你自己有的自動化負向思考：

____

____

____

____

在什麼樣的情況下，你會出現這樣的思考模式？

____

____

寫下2個自動化負向思考，並參考第25頁的認知扭曲類型，分別標示出它們屬於哪一類。

1.

2.

哪些情緒與這些想法有關？

「感覺」的形容詞列表

接納／開放
平靜
專心
心滿意足
充實
有耐心
平和
活在當下
放鬆
寧靜
信任

有活力／快樂	
驚奇	幽默
敬畏	容光煥發
幸福	神清氣爽
開心	恢復活力
渴望	煥然一新
欣喜若狂	滿意
陶醉	激動
精力充沛	活力四射
投入	
熱情	
興奮	
自由	
快樂	
受到鼓舞	
充滿活力	
活躍	
熱烈	

勇敢／強大
充滿冒險精神
勇敢
有能力
信心十足
大膽
堅定
自由
踏實
自豪
堅強
英勇

絕望／悲傷
痛苦
沮喪
絕望
失望
氣餒
惆悵
憂鬱
悲傷
心碎
無望
孤獨
渴求
憂愁
哀愁
淚流滿面
不快樂
難過
疲憊
憐憫

憤怒／惱火	
激動	緊張不安
惱火沉痛	勃然大怒
輕蔑	火大
憤世嫉俗	憤慨
不屑一顧	心煩意亂
不滿	懷恨在心
忐忑不安	
煩躁	
惱怒	
沮喪	
憤怒	
暴躁	
有敵意	
不耐煩	
被惹毛	
生氣	
心情不佳	

有連結／有愛
願意接納
親切
關心
有同理心
感同身受
充實的
活在當下
安全
溫暖
有價值
好奇
投入
樂意探索
被迷住
感興趣
陶醉
有歸屬感
受到激勵

抽離／麻木
冷漠
無聊
迷茫
冷淡
空虛
漠不關心
孤立無援
昏昏欲睡
無精打采
疏離
抗拒
封閉
不自在
退縮

尷尬／羞愧
慚愧
丟臉
壓抑
沒面子
侷促不安
沒用
虛弱
毫無價值感

畏懼
害怕
焦慮
恐懼
驚慌失措
猶豫不決
緊張
恐慌
動彈不得
畏懼
懼怕
擔心

脆弱的
無助
敏感

感恩的
心懷感恩
備受祝福
喜悅
走運
體面
謙遜
幸運
感動
感激
被打動

愧疚
悔恨
遺憾
抱歉

懷抱希望
受到鼓舞
滿心期待
樂觀
信任

無力
無能為力
力不從心
認命
被困住
感到被傷害

溫柔的
冷靜
有愛心
充滿愛
省思
自愛
寧靜
脆弱
溫暖

壓力／緊張
焦慮
疲憊
暴躁
精疲力竭
緊張
受到打擊
焦頭爛額
不堪重負
焦躁不安
嫌棄
不安
動搖
緊繃
倦怠
勞累

不安／疑慮
忐忑不安
心懷疑慮
不滿意
心亂如麻
不高興
猶豫不決
壓抑
困惑
疑惑
嫌棄
不情願
震驚
懷疑
起疑
心神不寧
不確定
憂慮

身體的感覺

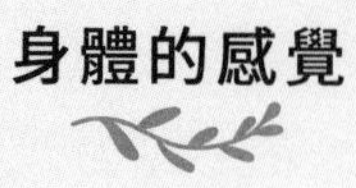

疼痛	膨脹	麻木	舒適
氣喘吁吁	流動	費力	毫無拘束
卡住	水腫	跳動	閃耀
喘不過氣	顫動	刺痛	僵直
傷痕累累	僵住	搏動	靜止
灼熱	腹脹	噁心	窒息
充滿精力	和緩	活力四射	流汗
冒冷汗	硬	放鬆	溫柔
咬牙切齒	沉重	釋放	緊張
發冷	沉悶	僵硬	悸動
拘束	熱	敏感	緊繃
壓抑	冷	安定	震顫
收縮	癢	發抖	哆嗦
暈眩	躁動	顫抖	抽搐
疲憊	打結	緩慢	震動
遲鈍	輕盈	平穩	溫暖
有電流通過	鬆散	柔軟	搖搖晃晃
空虛	反胃	發炎疼痛	笨拙

有療效的調適語句清單

- 我正處於積極改變的過程中。
- 我原諒自己，釋放自己。
- 我接受自己，在理智和感情面創造平靜。
- 我要超越試圖恐嚇我的那些想法。
- 我願意放下緊張、恐懼和壓力。
- 我有能力做出改變。
- 在這一刻，我很安全。
- 我備受關愛，而且心平氣和。
- 我健康且完整。
- 我在這個宇宙中很安全。
- 我抱持著開放的心態，願意做出改變。
- 現在由我主導局面，拿回屬於自己的力量。
- 我討人喜歡，是他人值得結交的朋友。
- 我有勇氣讓今天成為美好的一天。
- 每次呼吸，我都吸入力量，並呼出恐懼。
- 我需要的一切，都會算準時機來到我身邊。
- 我可以安然無恙地表達感受。

你喜歡自己的 5 點

❶

❷

❸

❹

❺

焦慮時間

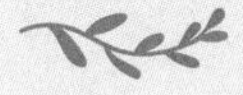

安排焦慮的時間

這是另一個在本質上自相矛盾的心理招數，類似「接受自己的擔憂」等技巧。請在一天中選好固定時間，刻意鑽牛角尖，而不是叫自己別多想。聽起來很怪吧，竟然還叫你多多擔心！你因此能夠辨識出自相矛盾技巧的特徵：光是聽起來就不對勁！

- 每天留 2 次「焦慮時間」，每次 10 分鐘。
- 在這段時間，只思考你對某件事情的憂慮。
- 不要考慮任何積極的選項，只想著負面的選擇。
- 也不要說服自己相信你的擔心是不合理的。
- 焦慮的時候盡量擔心。
- 持續保持憂慮的想法，直到每個焦慮時間結束，即使你已經沒有點子、只能重複同樣的焦慮，也不要停止。
- 10 分鐘結束後，用舒緩心神的呼吸法釋放這些焦慮，重拾日常的活動。

焦慮時程表

印出這一頁，並在每天的「焦慮時間」使用，寫下你所有的擔憂。結束後就把紙撕掉，扔開焦慮。

焦慮時間 #1

我的擔憂是：

焦慮時間 #2

我的擔憂是：

睡眠健康指南

- 設定時間表。

  制定睡眠時間表，盡量每天同個時間就寢、起床。

- 關掉電子產品。

  至少在閉眼入睡前30分鐘避免使用手機、電視和電腦。嘗試閱讀或聽冥想應用程式，如Insight Timer或Calm的床邊故事。

- 不要強求。

  如果你在20分鐘內還沒入睡，做一些放鬆身心的瑜伽姿勢或伸展運動、讀本書或聽一段冥想腳本。

- 少攝取咖啡因、酒精和尼古丁。

  咖啡因可以在你體內停留12個小時，即使白天都要盡量少喝。記住，低咖啡因產品也還是有咖啡因。

- 你的床只用來睡覺和談戀愛。

  如果你在床上進行刺激心神的活動，你的身體便會開始把床與刺激大腦的工作連結在一起。盡量只在睡覺、或與伴侶進行親密接觸時才上床。

- 不要在白天午睡。

  這會擾亂你的睡眠週期。

- 動動身子。

  運動和動動身子能夠促進身心健康，進而幫助你建立良好的睡眠習慣。但睡前至少2小時都要避開劇烈運動。

- 改善睡眠環境。

  在安靜、舒適和黑暗的地方睡覺。盡量使用眼罩，以及降低環境的噪音。

- 建立睡前慣例。

  創造舒緩的睡前慣例，能夠維護睡眠健康。例如：

  - 晚上10:00：洗個熱水澡或淋浴
  - 晚上10:15：刷牙
  - 晚上10:20：打開擴香器
  - 晚上10:30：讀書／寫日記
  - 晚上10:45：關燈，聽睡眠冥想／床邊故事或練習呼吸法

睡前慣例學習單

時間	活動	平靜心神的工具	完成時間

腹式呼吸

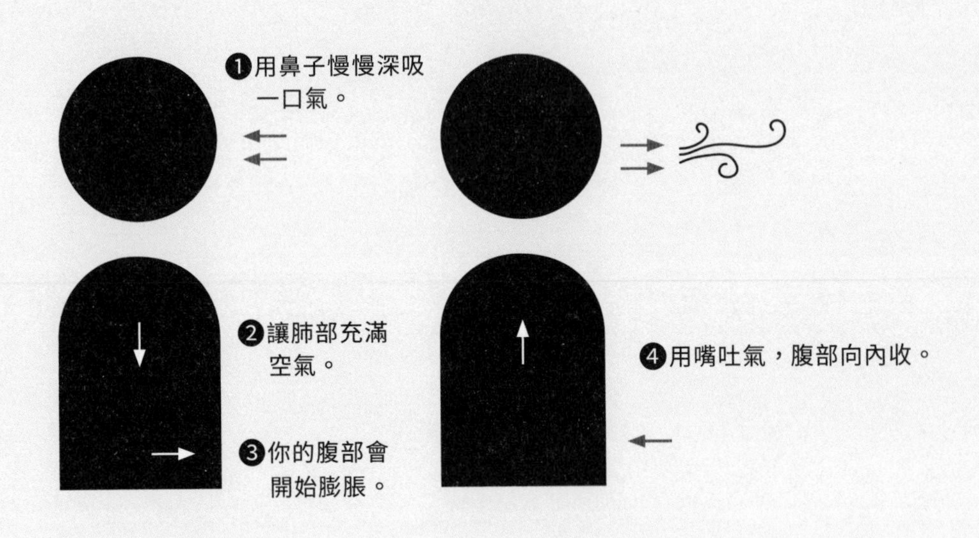

❶用鼻子慢慢深吸一口氣。
❷讓肺部充滿空氣。
❸你的腹部會開始膨脹。
❹用嘴吐氣，腹部向內收。

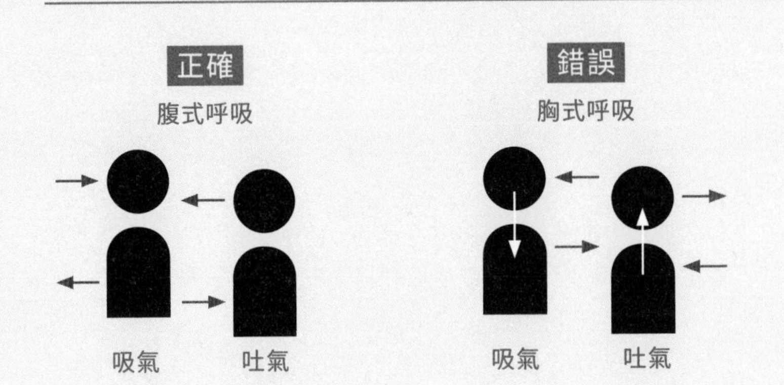

正確
腹式呼吸
吸氣
吐氣
錯誤
胸式呼吸
吸氣
吐氣

腹式呼吸的好處

- 透過降低壓力荷爾蒙皮質醇對身體的有害影響，幫助你放鬆。
- 減緩心跳，降低血壓。
- 幫助你應對焦慮所導致的症狀。
- 提高核心肌肉穩定性。
- 提高身體對激烈運動的承受能力。
- 降低肌肉受傷率或磨損率。
- 放慢呼吸速度，減少呼吸消耗的能量。

動動手指，鎮定呼吸

用你自己的手完成這個練習。

張開手，手指像星芒一樣張開。你可以選擇左手或右手。假設另一隻手的食指是鉛筆，想像你勾勒出手和手指的輪廓。

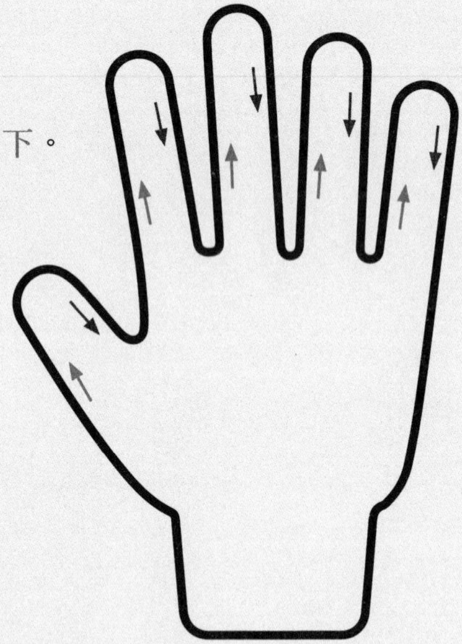

1. 往上勾勒時，用鼻子吸氣。
2. 描到每個手指的頂端時停頓一下。
3. 向下勾勒時，用嘴巴吐氣。
4. 在最底部停頓一下。

現在你的身體有什麼感覺？

____

____

____

____

我的 5 大治療焦慮的調適短語

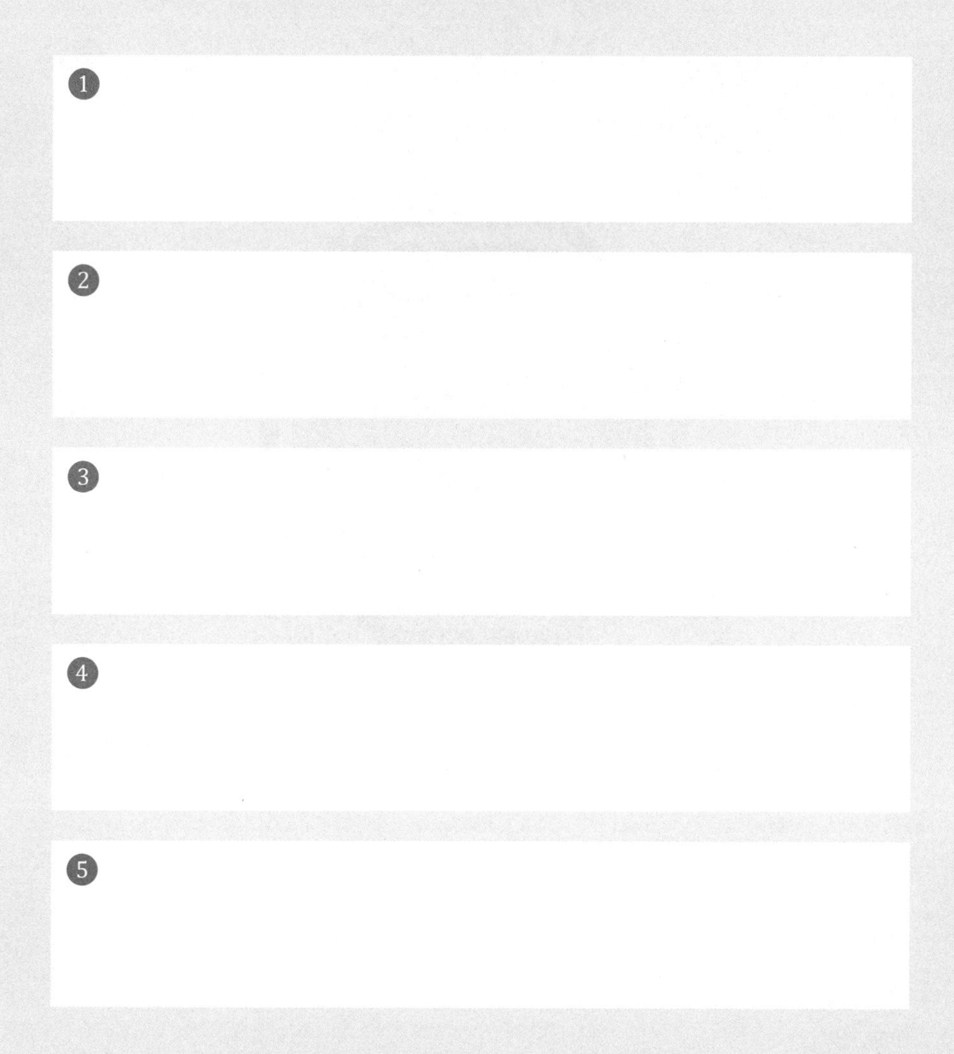

你可以每小時設鬧鐘查看這些句子，就能時時提醒自己「你沒問題的！」

停止號誌法

揮之不去的念頭會擾亂你的生活，成為焦慮的主要來源。「停止號誌法」這種意象訓練有助於阻止這些討厭的想法。

停
腦中浮現討厭的焦慮
想法時，請想像一個
「停車讓行」的標誌。

STEP 1

想像空曠的街道上有個紅色的停車讓行標誌，天空一片蔚藍。

STEP 2

注意力集中在標誌上，重複默念「停」這個字。

STEP 3

觀察並承認那些揮之不去的想法。告訴自己：「我知道焦慮試圖讓我相信現在身處險境，但想法只是想法，想法沒有力量。」

著色頁

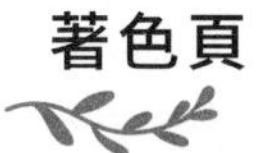

我是……最好的我。

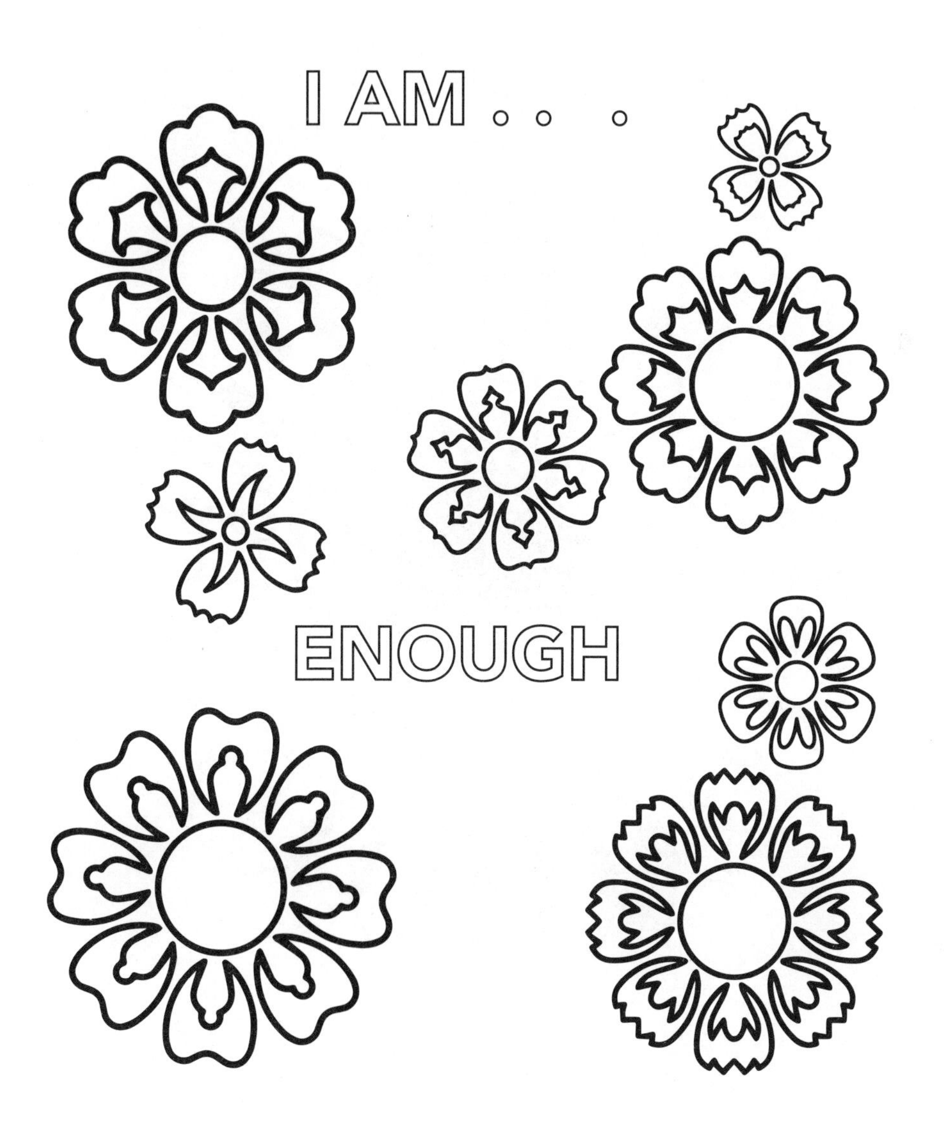

焦慮戰士。

ANXIETY . . .

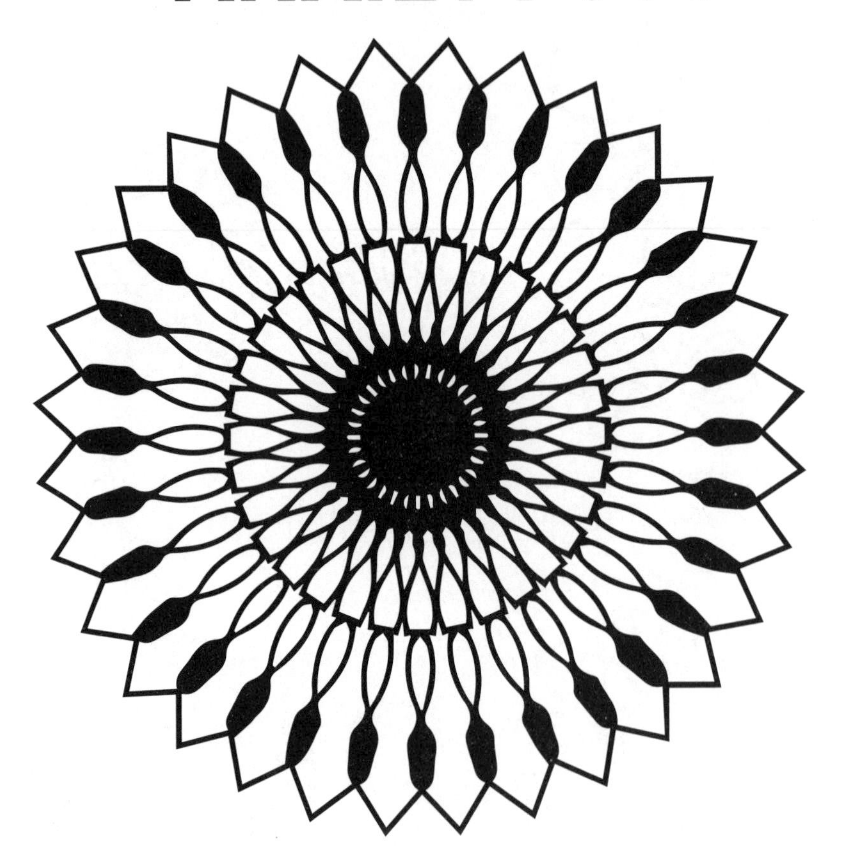

. . . WARRIOR

一切都在我的掌控之中。

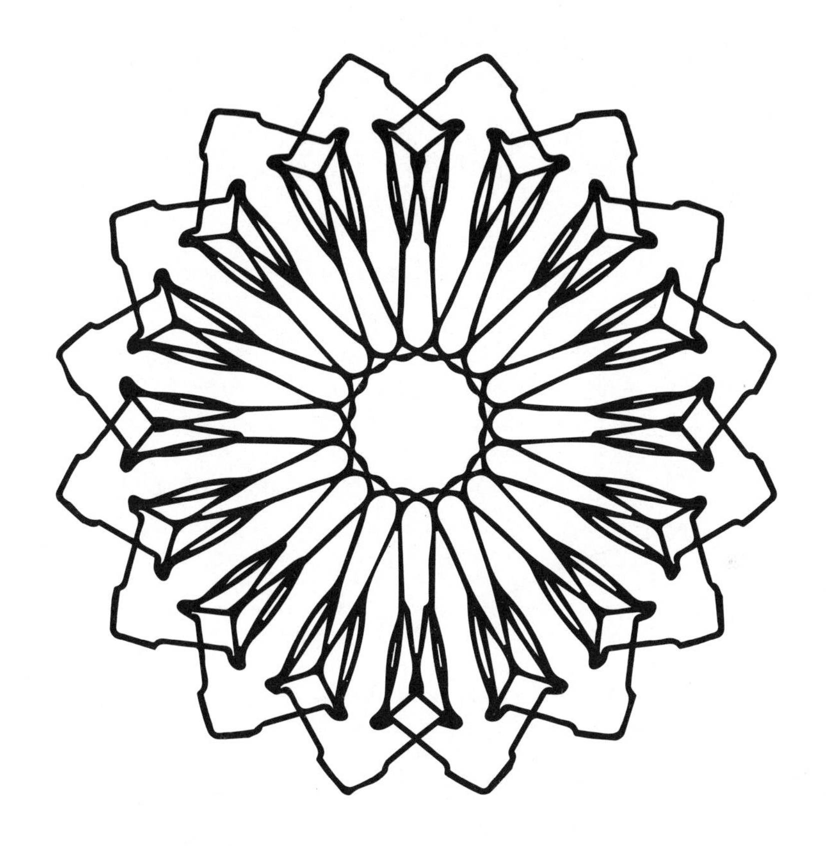

I AM IN CONTROL

想法不是事實。

THOUGHTS ARE NOT FACTS

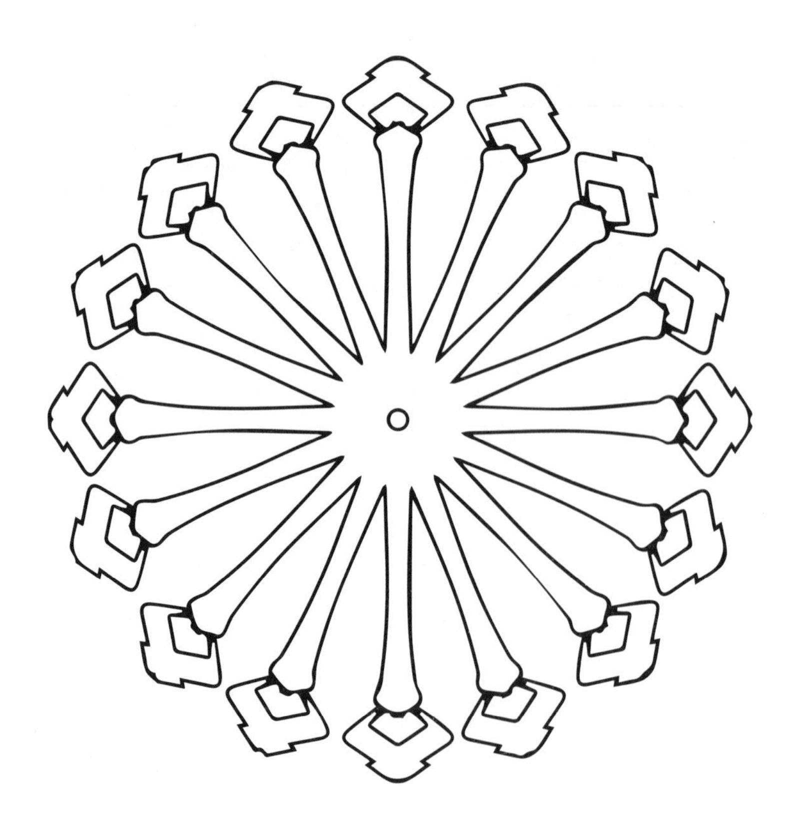

你辦得到。

YOU. GOT. THIS.

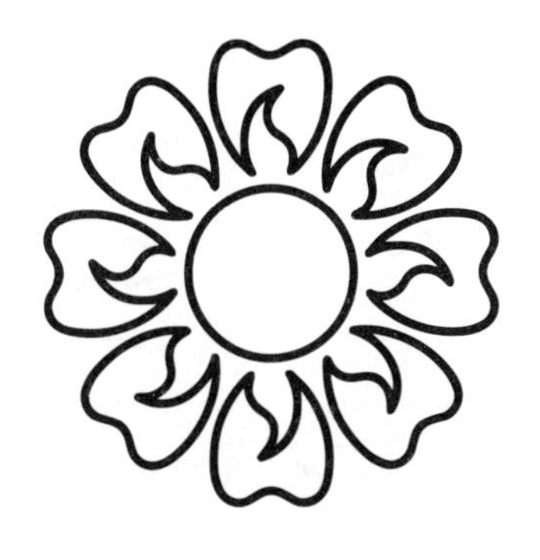

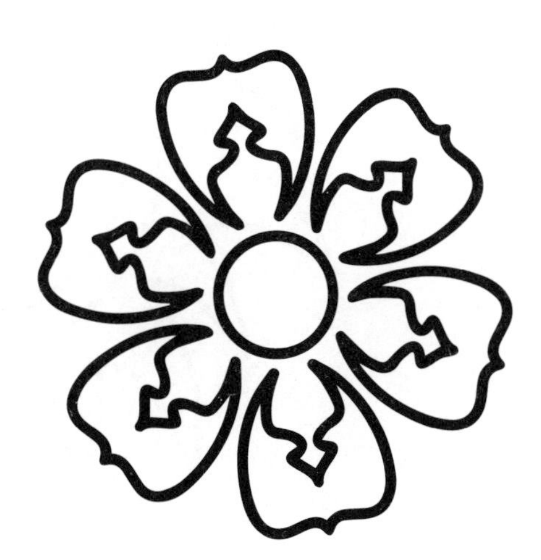

我有能力戰勝焦慮。

I HAVE POWER OVER MY ANXIETY

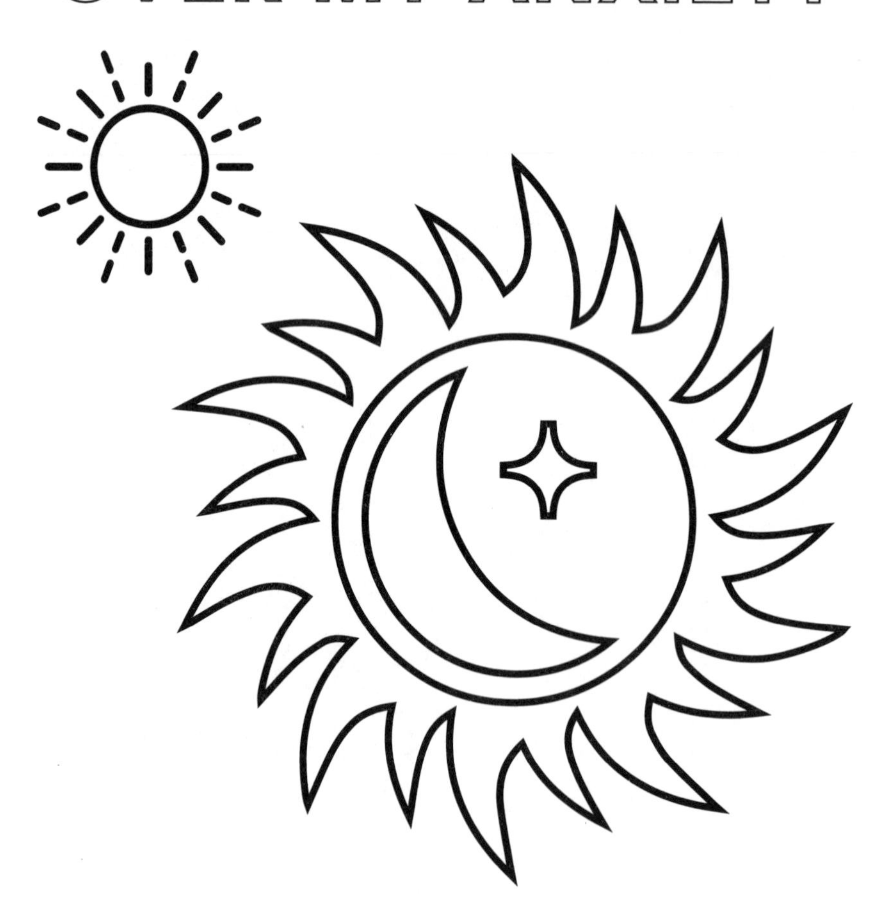

焦慮……不能限制我。

ANXIETY . . .

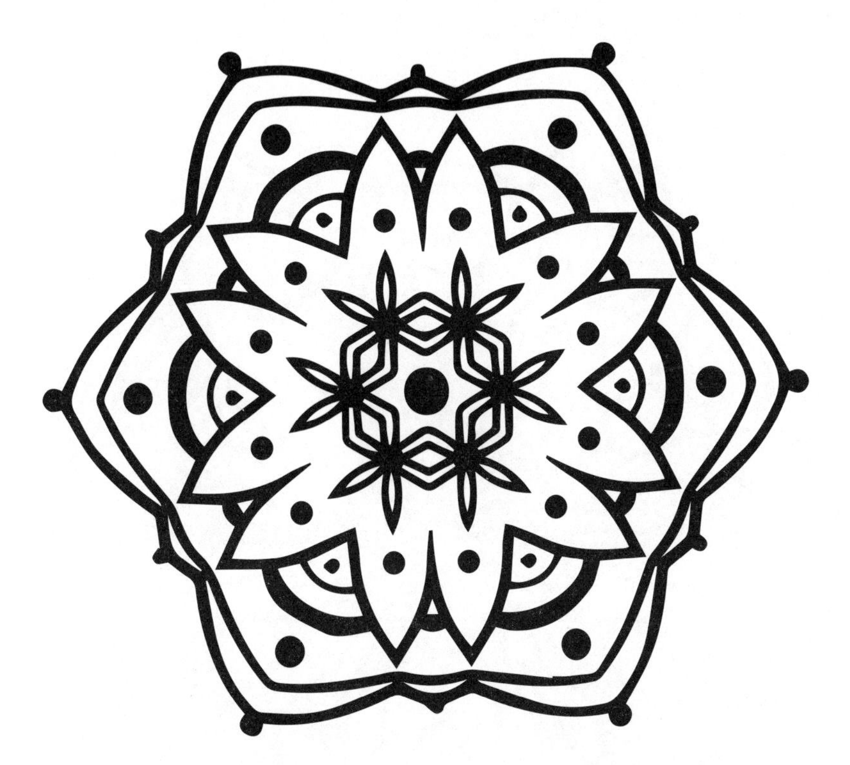

DOES NOT
DEFINE ME

呼吸。

BREATHE

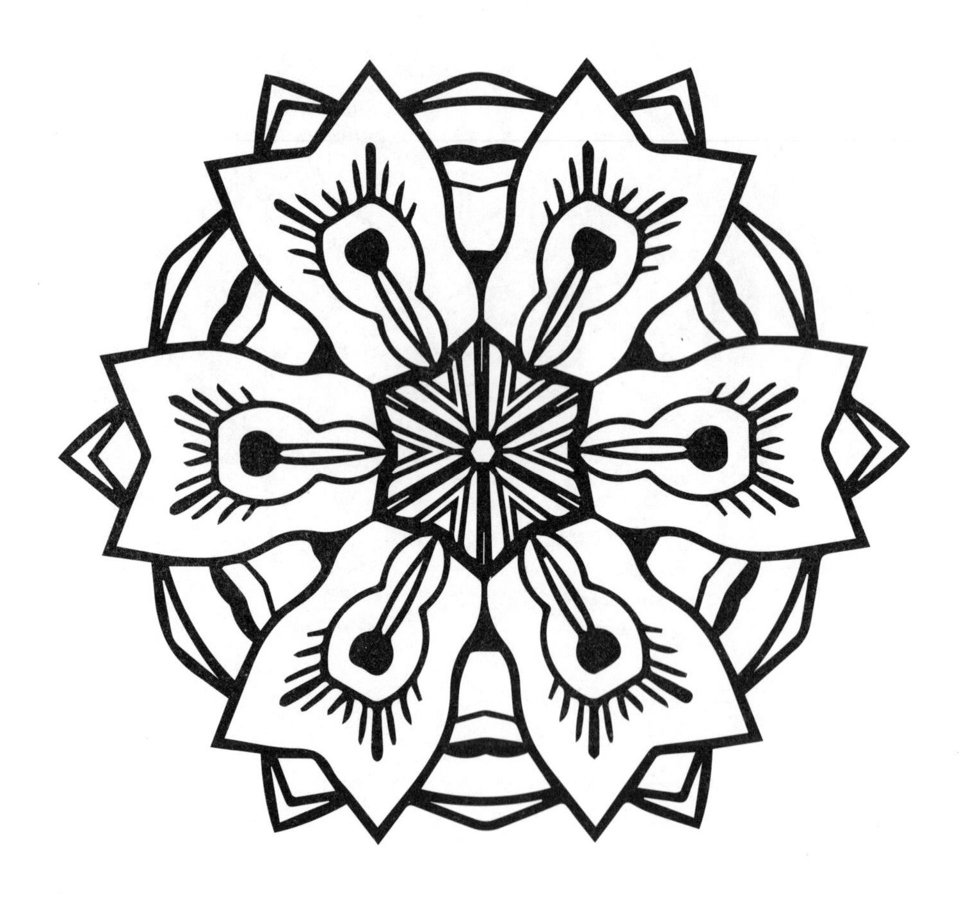

我很安全。

I AM SAFE

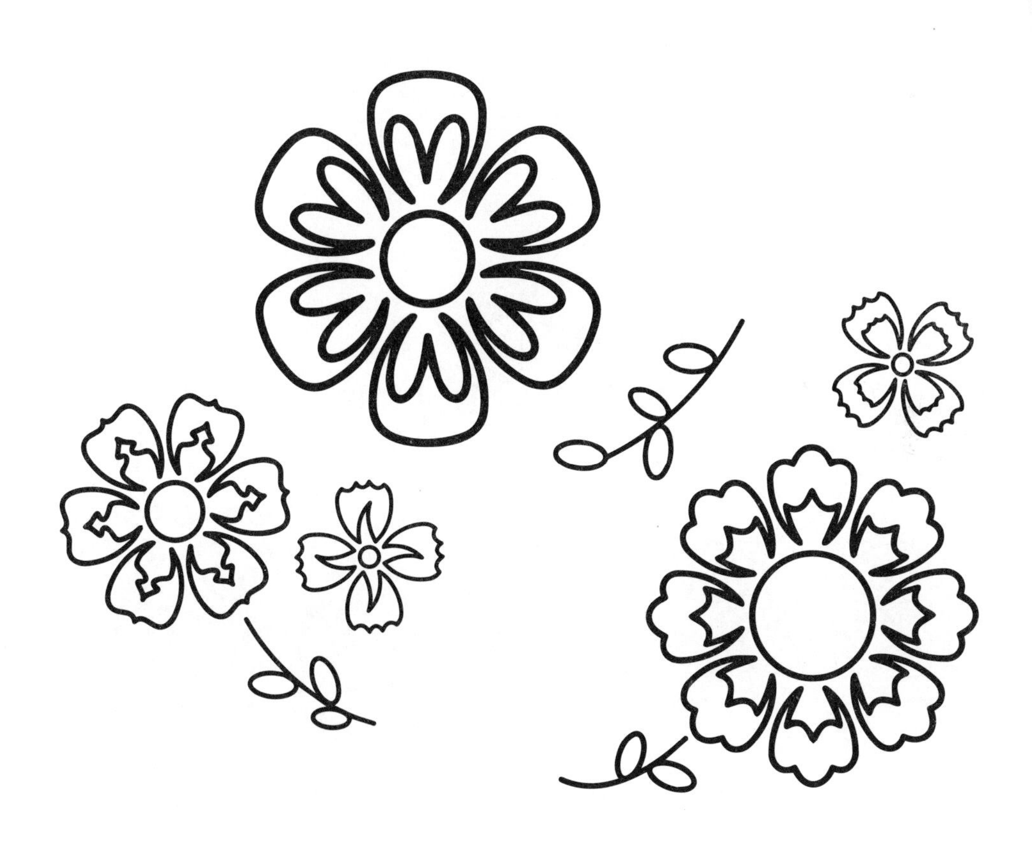

一如往常，這次我也會熬過去。

JUST LIKE BEFORE, I WILL SURVIVE THIS SITUATION

分心遊戲

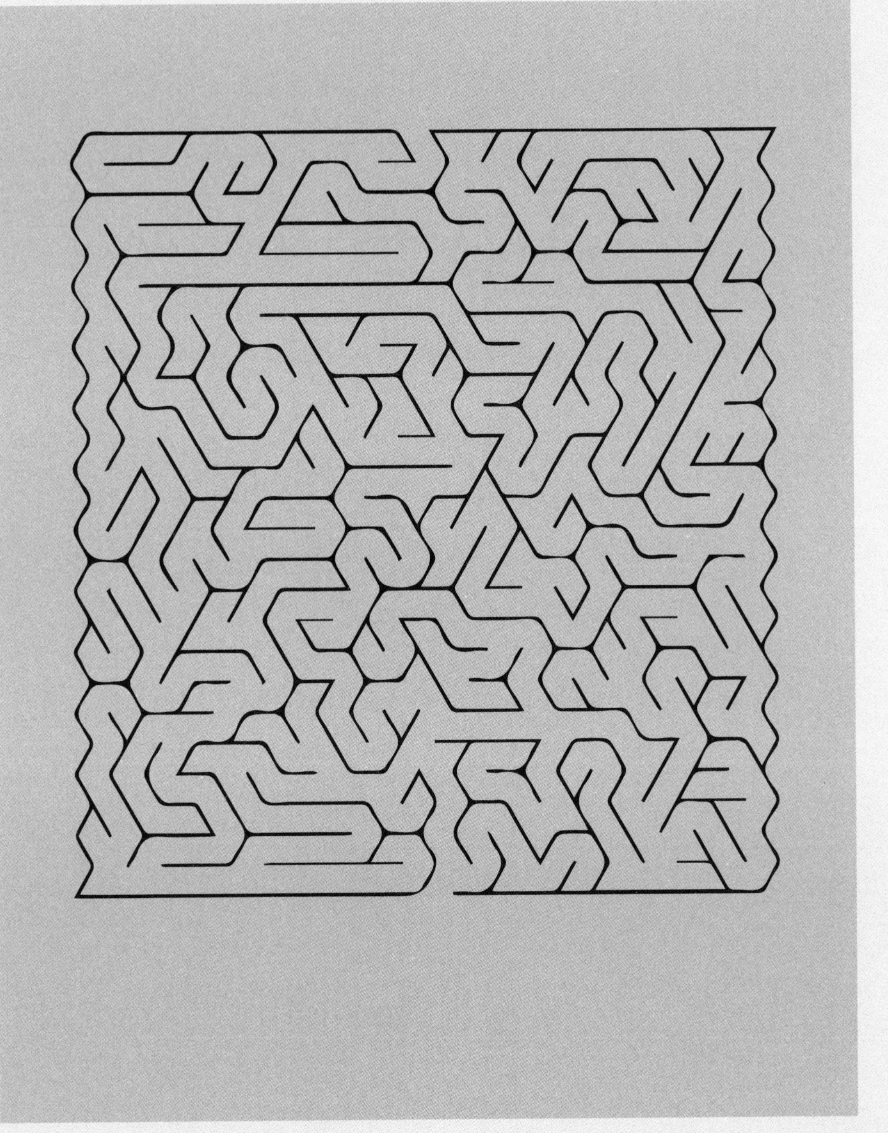

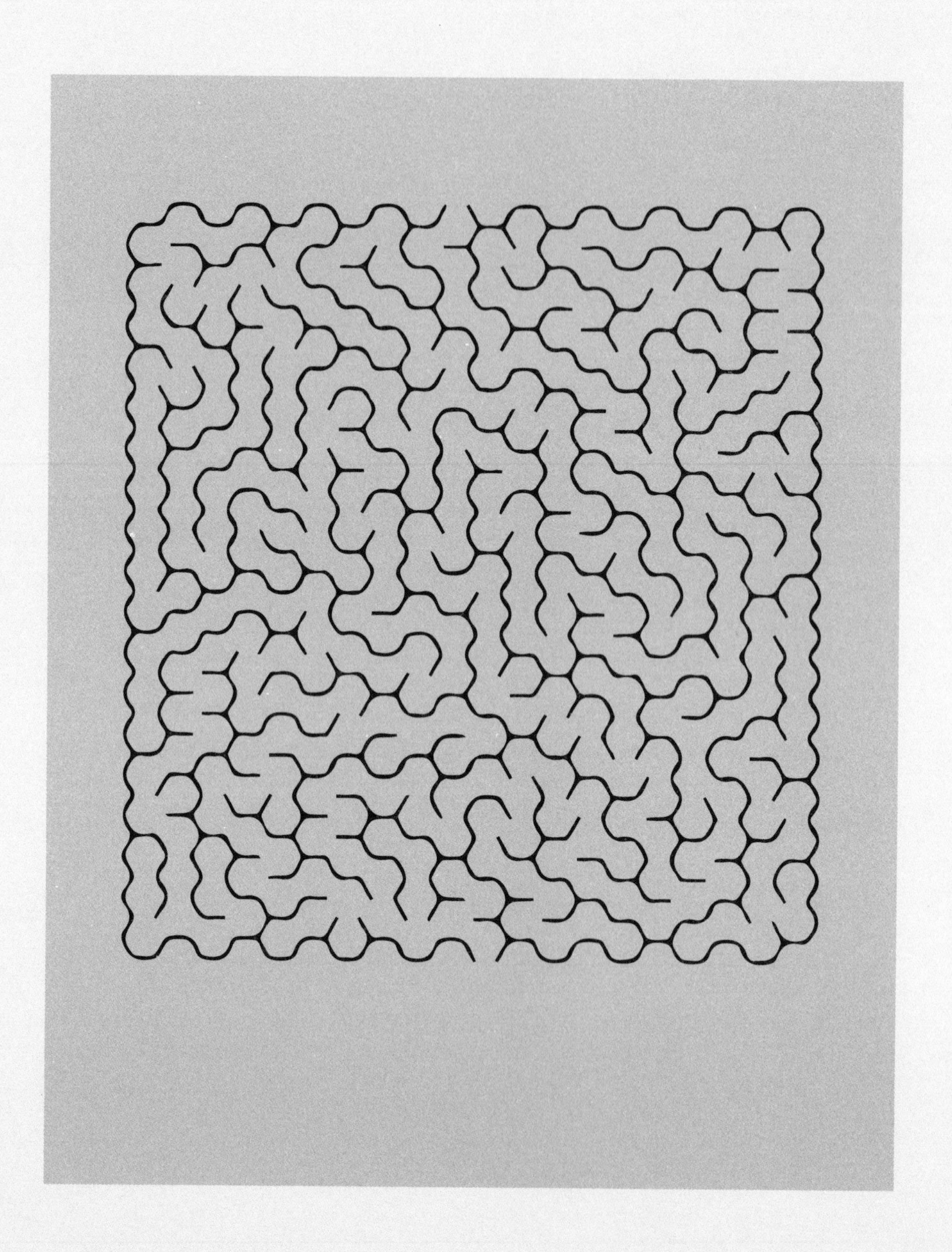

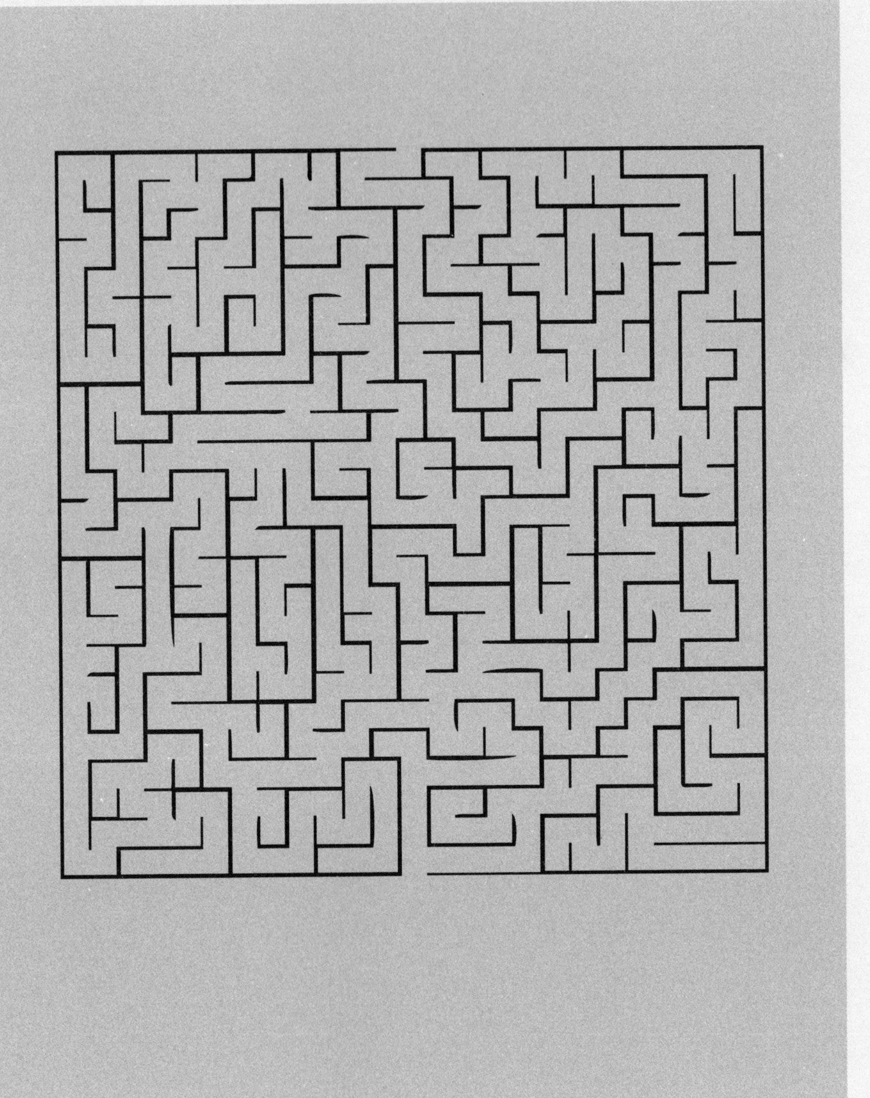

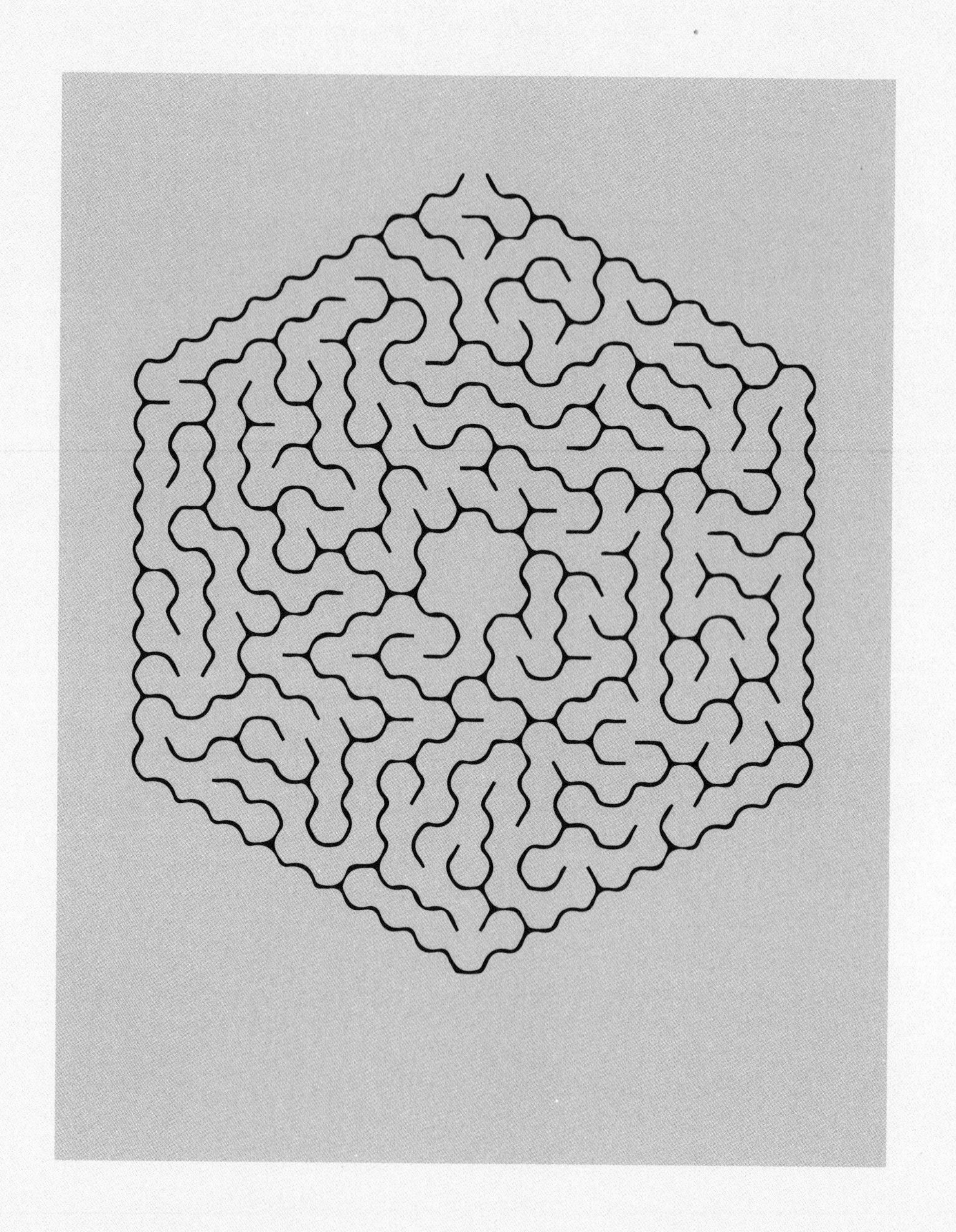

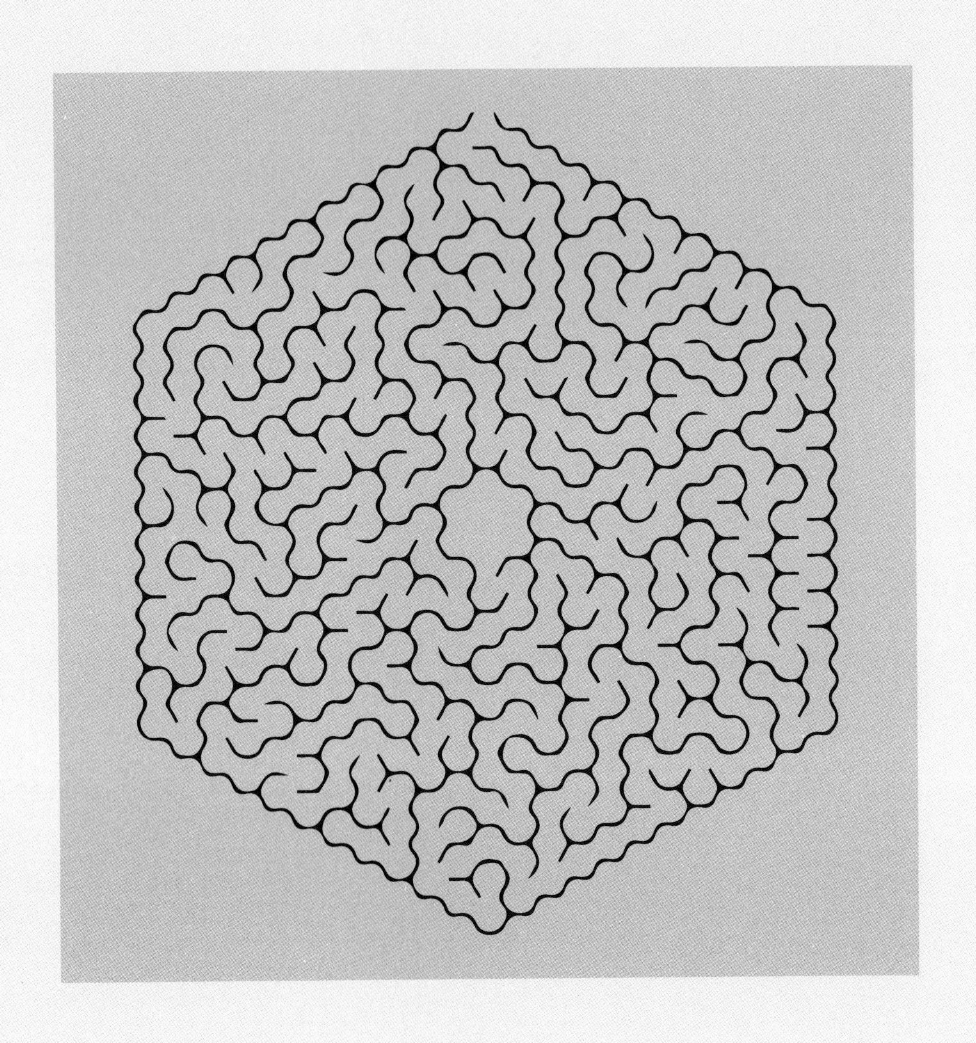

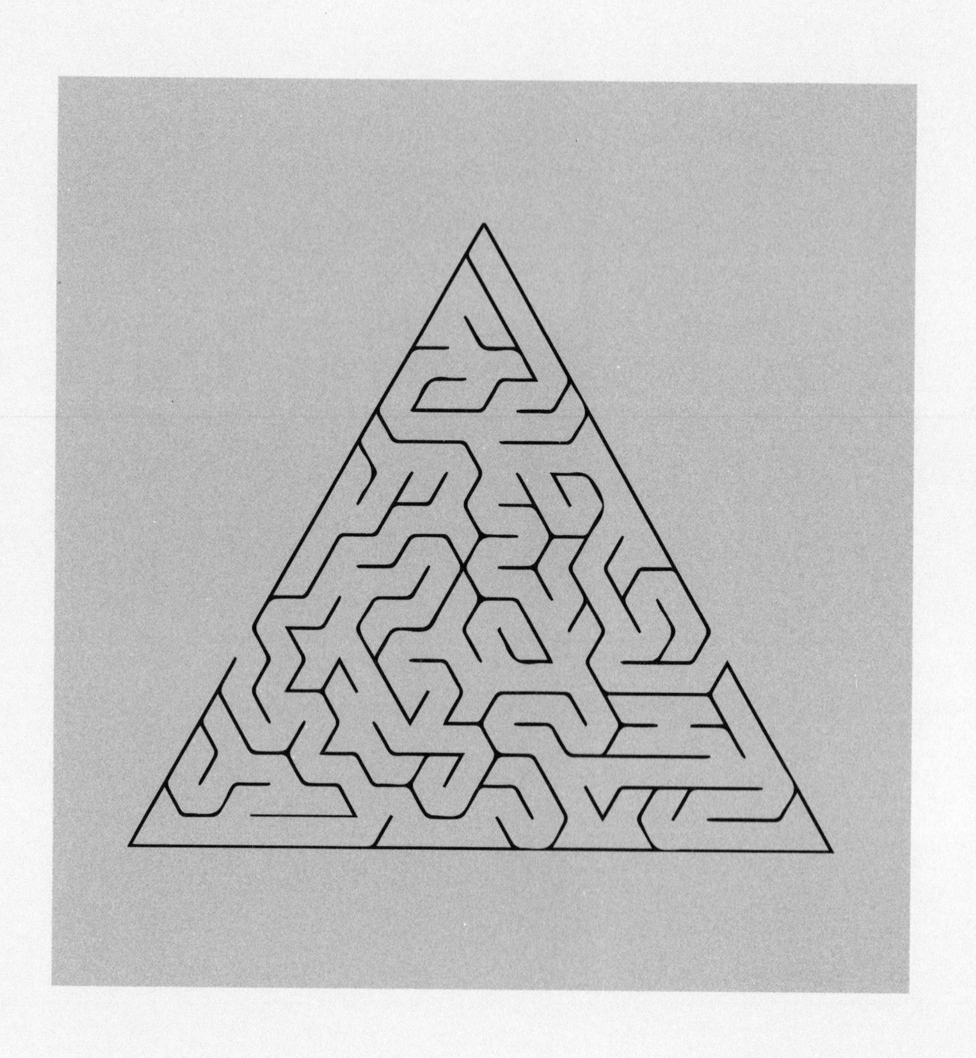

連連看

20 21 19 22 18 23 17 24 16 25 26 15 27 14 28 13 29 12 30 72 31 11 64 71 73 78 63 65 66 77 79 10 70 74 32 62 67 76 69 80 61 68 75 33 9 81 60 82 8 34 7 35 59 83 6 36 58 84 5 37 57 85 38 4 1 41 3 2 56 42 40 39 55 43 54 44 53 45 52 46 51 47 50 49 48

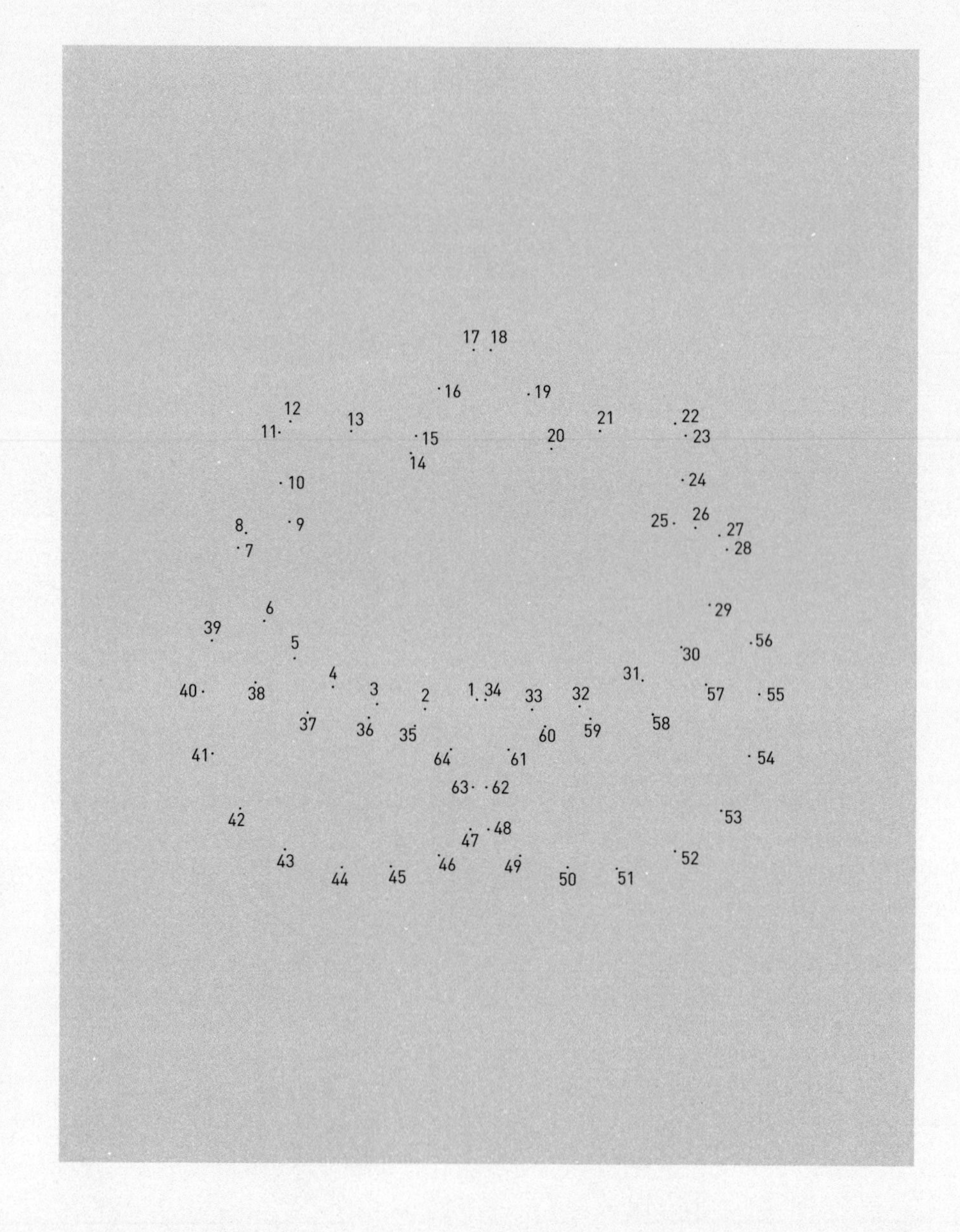